육아백과가 절대 가르쳐주지 않는

# 첫아이 맞춤육아

KI신서 1304

육아백과가 절대 가르쳐주지 않는
## 첫아이 맞춤육아

**1판 1쇄 발행** 2008년 4월 22일
**1판 2쇄 발행** 2009년 11월 20일

**지은이** 김영미  **펴낸이** 김영곤  **펴낸곳** (주)북이십일 21세기북스
**기획** 서지연  **편집** 박혜란  **디자인** 김정인  **마케팅·영업** 서재필 최창규 김보미
**출판등록** 2000년 5월 6일 제10-1965호
**주소** (우413-756) 경기도 파주시 교하읍 문발리 파주출판단지 518-3
**대표전화** 031-955-2100  **팩스** 031-955-2151  **이메일** book21@book21.co.kr
**홈페이지** book21.com  **커뮤니티** cafe.naver.com/21cbook

값 10,000원
ISBN  978-89-509-1363-2 13510

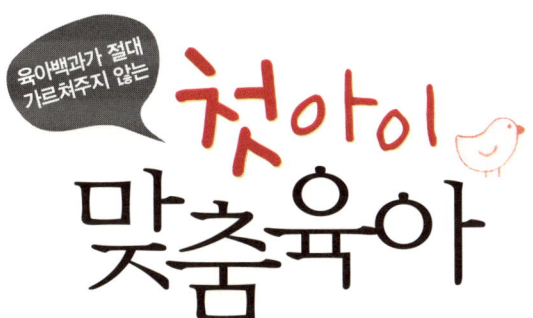

육아백과가 절대
가르쳐주지 않는

첫아이
맞춤육아

김영미 지음

21세기북스
book21.com

# 서툴고 모자란
# 초보 엄마들을 위한 사모곡

'엄마' 라는 이름만으로 힘들었던 때가 있었습니다. 서른이라는 적지 않은 나이에 한 아이의 엄마가 되었지만 실제로는 엄마 준비가 덜 된 철부지였던 탓입니다. 물론 초보 딱지를 떼고 10여 년이 흐른 지금도 서는 여전히 엄마라는 이름이 버겁고 무겁습니다. 아이가 좀 더 자라면 쉬워지겠지, 세월이 흐르면 편해지겠지 생각했는데 엄마 노릇이란 게 세월이 아무리 많이 흘러도 첩첩산중이긴 마찬가지네요.

하지만 세월의 힘은, 세월을 통해 얻은 경험과 깨달음의 힘은 역시 위대합니다. 어둠 속에 오래 있다 보면 차츰 앞을 가로막는 장애물을 분간하게 되듯 적어도 지금은 마냥 불안하고 막막하지는 않습니다. 오히려 불안감과 장애물을 극복한 뒤에 오는 성취감을 즐길 수 있게 되었지요.

그래서 생각합니다. 만약 이런 사실을 미리 알았다면 얼마나 좋았을까. 앞이 보이지 않는 어둠 속에서도 길을 찾는 방법이 있고, 첩첩산중에서도 쉴 만한 고갯마루가 있다는 사실만 알았어도 그렇게 힘들지는 않았을 텐데, 엄마 노릇을 좀 더 잘할 수 있었을 텐데….

이 책을 기획한 것은 처음 엄마가 되었기 때문에 겪을 수밖에 없는 시행착오를 줄이고, 세월이 지난 다음에야 얻게 되는 깨달음을 조금이나마 앞당겨보자는 생각에서였습니다. 핵가족 시대를 살고 있는 엄마 후배들에게 친구나 선배, 혹은 그 옛날 대가족 사회에서의 할머니들처럼 참견꾼 노릇을 해보자는 취지였지요. 그러나 단순히 육아 지식만 담아서는 아쉬움이 해소되지 않을 것입니다. 지식만 얻자고 본다면 컴퓨터의 전원만 켜도 온갖 정보들이 와르르 쏟아지는 첨단 세상이니까요.

따라서 정보보다는 주어지는 정보의 행간을 읽고 나에게 맞는 것을 취사선택할 수 있는 너른 안목을 담아보자고 다짐했습니다. 함량 미달의 엄마였던 제가 겪었던 많은 시행착오와 지인을 통해 얻은 깨달음, 그리고 10여 년 동안 육아 정보서를 만들면서 얻은 지식들을 한바탕 수다처럼 풀어보자고 말입니다. 물론 육아 잡지 편집장으로 일하면서 입이 근질근질해도 '정식으로는' 말할 수 없었던 이야기도 담고 싶었습니다.

하지만 책을 마무리하는 지금, 처음의 의욕과 달리 아쉬움은 더욱 커졌습니다. 아마도 이 책은 똑똑하게 엄마 노릇을 해내고 있는 엄마 우등생들을 만족시키지 못할 것입니다. 이 책은 초보 딱지를 떼면 누구나 알게 되는 뻔한 진실들을 담고 있으니까요. 또 기술적인 육아 정보를 원하는 엄마들에게도 이 책은 부족하게 느껴질 것입니다. 시중에 나와 있는 육아백과들에 비해 이 책은 그다지 친절하지 않을 테니까요.

이 책은 주변에 육아 조언자가 없어 외로이 첫아이를 키우게 된 새내기 엄마들, 특히 예전의 제가 그랬듯 쏟아지는 정보들 사이에서 갈 길 몰라 하는 생 초보 엄마들을 위해 마련한 작은 사랑방입니다. 엄마 우등생들의 눈높이에 한없이 모자라고 시시콜콜한 정보들을 친절하게 담아내진 못했지만, 이 사랑방에서 잠시나마 위안을 얻고 엄마로서 자신감을 갖는 계기가 마련된다면 제게는 아주 큰 기쁨이 될 것입니다.

마지막으로 감사의 마음을 전해야 할 사람들이 있습니다. 계절이 바뀌는 동안 엄마의 빈 자리를 마음으로 이해해 준 사랑하는 딸 민이, 책 만든답시고 쌓아 놓은 집안일을 한 마디 불평 없이 나누어 준 남편, 육아에 관한 나의 개똥철학을 언제나 지지해 주는 동료 작가들, 그리고 보잘 것 없는 원고를 예쁜 책으로 만들어 주신 21세기북스 덕분에 수다쟁이 아줌마 작가가 마음껏 이야기보따리를 풀 수 있었습니다. 감사합니다.

2008년 4월, 용산 작업실에서

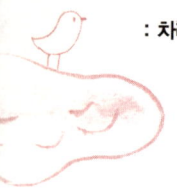

: 차례

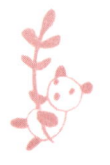

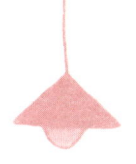
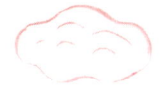

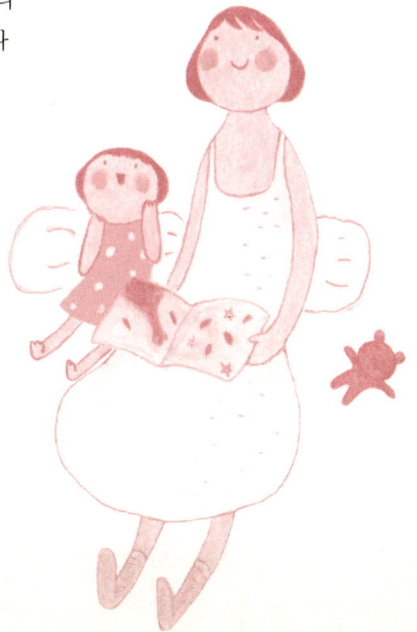

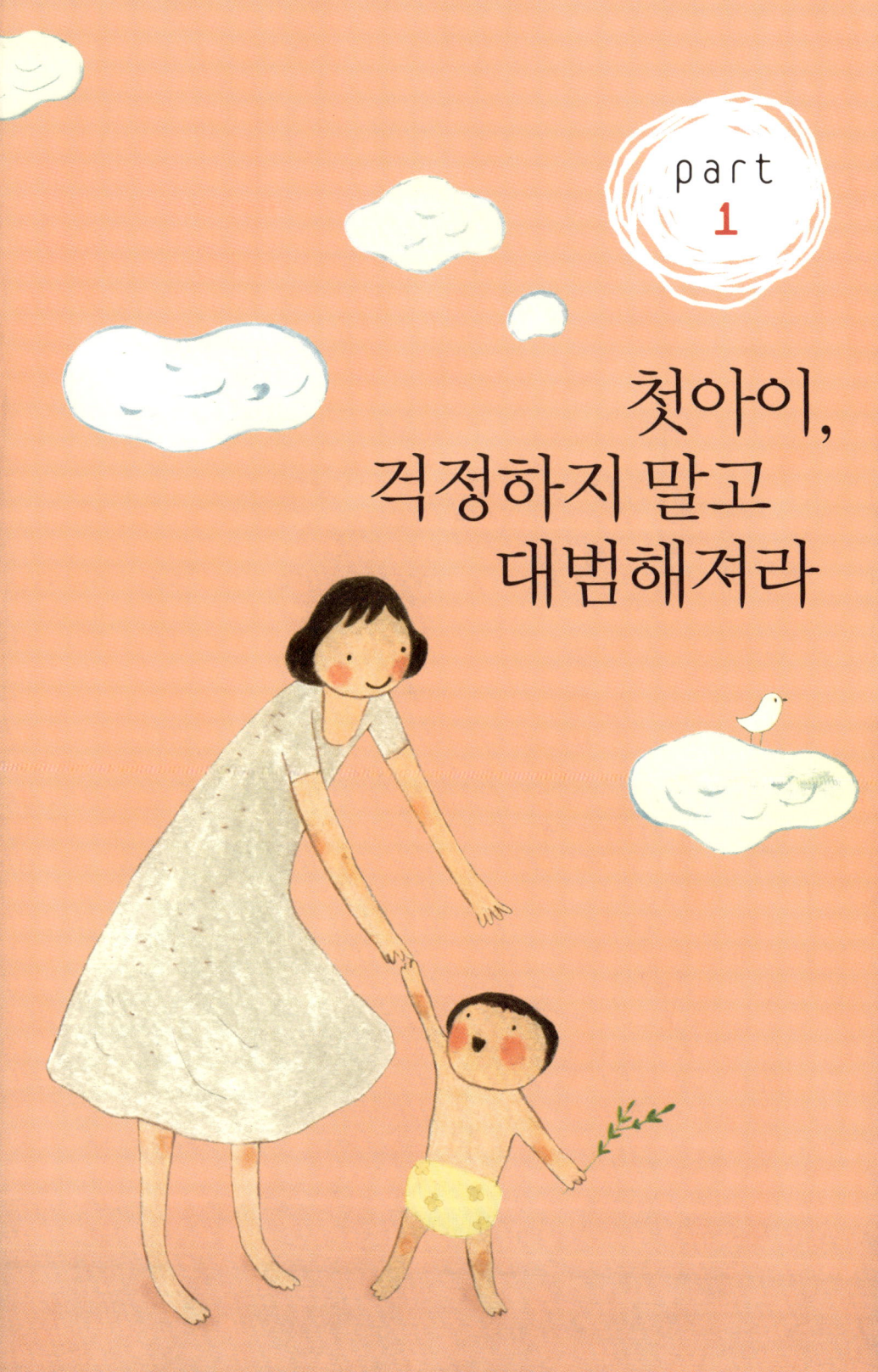

part
1

첫아이,
걱정하지 말고
대범해져라

# 누구나 처음은
# 낯설고 혼란스럽다

나는 얼떨결에 엄마가 되었다. '얼떨결'이란, 달리 말하자면 준비하지 않은 상태에서 임신이 되었다는 말이다. 시중에서 떠도는 음담패설처럼 아이의 이름을 '찢어진 콘돔'이라고 지어야 할 정도는 아니었지만, 엄마가 된다는 것이 무엇인지 진지하게 생각해 보지 않고 덜컥 피임을 그만두었다. 결혼을 하고 한두 해를 보냈으니 남들이 하듯 아기를 가져야 한다고 생각했던 것이다. 지금 생각하면 참 막연하기 짝이 없는 자신감이었다. 이제껏 크게 뒤떨어지지 않고 잘 살아왔는데 아기가 생긴다고 달라질 게 뭐 있겠는가. 책에서 본 대로 따라하면 나도 괜찮은 엄마가 될 수 있겠지. 그런데 정말 생리가 멈추었다. '엄마'가 된 것이다.

### 내가 '엄마'가 되다니

준비 없이 아기를 가졌지만, 임신 중에는 여왕 못지않은 대접을 받을 수 있어서 좋았다. 드라마에서 본 대로 한밤중에 남편을 시켜 순대나 족발을 사다 먹고, 설거지가 하기 싫을 때면 피곤한 표정을 지어 보이면 되었다. 남편은 고맙게도 시종의 역할을 묵묵히 견뎌 주었다. 말이 나왔으니 말이지, 콩알만 한 태아가 순대를 먹고 싶어 한다는 게 말이 되나. 하지만 이런들 어떻고, 저런들 어떠랴. 나는 임신부의 특권을 이용해 마음껏 호사를 누렸다.

달콤한 권력의 끝은 역시 쓴 법일까? 아이가 세상에 태어나자, 오 마이 갓! 나는 더 이상 꿈에 젖은 여왕이 아니었다. 응애응애 울어대는 아기를 안고 느낀 감동은 잠깐이고, 모든 것은 상상했던 것과 다르게 펼쳐졌다. 아기를 낳으면 날개 단 선녀처럼 훨훨 날아다닐 줄 알았는데, 현실은 그렇지 않았다. 나를 기다리고 있는 것은 강도 높은 육아노동과 정체를 알 수 없는 불안, 거울에 비추어 보기 싫을 정도로 울퉁불퉁한 몸뚱이뿐이었다. 나는 우울했고 혼란스러웠다. 엄마가 된다는 게 이런 거였나? 하루에도 몇 번씩 내 자신을 향해 물었다.

한번은 이런 일도 있었다. 아기의 수면 습관이 바뀌어 고생하던 어느 날 밤, 두어 시간 간격으로 깨어 보채는 아기 때문에 나는 녹초가 되어 있었다. 품에 안고 거실을 오가며 재우기를 시도했지만 도통 잠들 기미가 보이지 않길래 나는 나지막한 소리로 자장가를 불러주었다. 똑같은 자장가만 서른 번쯤 불렀을까. 손으로는 아기 엉덩이를 토닥이며 창밖의 어둠을 내다보던 내게 갑자기 집채 만한 설움이 밀려왔다.

나는 꺼이꺼이 울기 시작했다. 밤늦게 들어와 곤히 자던 남편이 눈을 동그랗게 뜨고 벌떡 일어났다. 왜 우냐고, 뭐가 잘못되었냐고 연신 물었지만 대답할 수가 없었다. 깨진 둑처럼 마구 쏟아져 나오는 울음을 도저히 주워 담을 수가 없었기 때문이다. 사실 우는 이유가 뭔지 내 자신도 잘 몰랐다. 엄마의 울음소리에 놀란 아기가 더 크게 울어대자 집안에는 온통 울음 이중창으로 출렁댔다. 아닌 밤에 홍두깨라고, 자다 날벼락을 맞은 듯한 남편의 표정이라니!

지금 생각해 보면 산후 우울증이 조금 오래갔기 때문이었는데, 그에 더해 당시의 나는 갑작스럽게 현실이 되어버린 엄마로서의 삶을 받아들이지 못했던 것 같다. 아니, 더 정확히 말하자면 엄마 노릇을 어떻게 해야 할지 몰라 갈팡질팡했다. 파도는 밀려오는데 어떻게 파도를 넘어야 하는지 모른다면 배는 방향을 잃고 이리저리 흔들릴 수밖에 없다. 난생 처음 엄마가 된 나는 그렇게 자격 미달인 선장이었고, 흔들리는 배 위에서 마냥 혼란스러워했다.

## 첫아이 육아가 힘들 수밖에 없는 이유

다행이 세상의 모든 엄마들이 그렇듯 나는 곧 엄마로서의 내 자아를 찾아갔다. 아기를 돌볼 때마다 온몸에 전기처럼 흐르는 사랑의 기운을 느끼면서 비로소 엄마가 되었음이 행복하다고 느끼게 된 것이다. 그리고 나중에, 시간이 꽤 흐른 뒤에는 내가 겪었던 혼란과 두려움이 엄마로 태어나기 위한 또 다른 산고임을 깨달았다. 아기뿐 아니라 엄마도 태어나는 순간이 있음을 그때는 미처 몰랐던 것이다.

　비단 나의 경우뿐 아니라 첫아이를 키우는 초보 엄마들은 얼마간의 혼란 속에서 엄마 노릇을 시작한다. 출산 직후엔 엄마가 된 자신이 낯설어 혼란스럽다가, 다음엔 아이를 어떻게 돌보고 교육해야 하는지 방법을 몰라 헤매고, 잦은 실수로 아기를 괴롭힌 듯 하여 의기소침하다가, 반대로 의욕이 지나쳐 자신과 아이 모두를 스트레스에 빠트리기도 한다. 첫아이를 키울 때 이렇듯 혼란을 겪는 이유는 간단하다. 말 그대로 '처음'이기 때문이다.

　흔히 둘째는 첫째보다 키우기가 수월하다고 말하는데, 이는 둘째가 진짜 '수월한 존재'여서는 아닐 것이다. 열 손가락 깨물어 아프지 않은 손가락이 없다는 속담처럼 첫째든 둘째든 자식은 다 어렵고 조심스러운 존재다. 그러나 첫째를 통해 충분한 육아 기술을 습득한 부모는 그 기술 덕분에 여유를 얻게 된다. 아기를 어떻게 안아야 하는지조차 모르던 부모가 둘째 때는 경험을 거울삼아 한결 수월하다고 느끼는 것이다. 이에 반해 초보 엄마는 육아 경험이 없어 간단한 일조차 복잡하게 할 수밖에 없다. 복잡하게 하는 것은 고사하고 간단한 일을 해내지 못하는 경우도 많다. 그러니 첫아이 키우기가 어려울 수밖에!

　또, 초보 엄마는 자신이 서툴다는 걸 잘 알고 있기 때문에 자신감도 떨어진다. 스포츠 경기에서 실수하는 선수들의 예를 들어보자. 자신감이 부족하거나 잘해야 한다는 의욕이 너무 강한 선수들은 십중팔구 실수를 하게 된다. 두 경우 모두 선수를 지나치게 긴장시키기 때문인데, 초보 엄마도 의욕이 넘쳐 긴장하면 실수를 하기가 쉽다. 그런데 스포츠 경기야 다시금 도전하면 되지만 아기 키우는 일은 어디 그런가. 작은 실수가 아기의 미래를 좌우할 수도 있으니 엄마는 더욱 더 긴장하게 되고, 그 긴장으로 인해 실수가 반복되는 것이다.

때로는 주변 요인이 혼란을 부추길 수도 있다. 정보가 넘치는 세상이다 보니 아기 키우는 엄마들에게도 수많은 육아 정보들이 흘러드는데, 초보 엄마는 아직 취사선택을 할 만한 판단력이 부족하다. 그래서이 정보, 저 정보들을 쫓아 방황한다. 누군가 엄마에게 필요한 정보만콕콕 집어 골라주면 좋으련만 아이의 개성에 따라, 또 엄마의 성격에 따라 바람직한 육아 방법도 달라지는 법이니 정답을 찾기가 어렵다.

### 대범한 엄마가 첫아이도 잘 키운다

그럼 첫아이 육아는 실패할 수밖에 없다는 뜻일까? 물론 그렇지 않다. 아무리 걸음마가 어렵다고 해도 신체에 이상이 없는 한, 아기는 때가 되면 아주 잘 걷게 된다. 엄마도 아기와 똑같다. 엄마로서의 첫걸음은 두렵고 힘들지만, 그래서 도망치고 싶은 생각이 들기도 하지만 특별한 변수가 없는 한 엄마 역시 적절한 단계를 거쳐 엄마다운 걸음마를 할 수 있게 된다.

이때 중요한 것은 '두둑한 배짱'이다. 아마도 걸음마를 배우는 아기를 관찰해 보면 거침없이 도전하는 아기가 더 빨리 걷게 됨을 알 수 있을 것이다. 이런 아기들은 몸을 사리는 법이 없다. 일단 시도해 본 뒤 넘어져 아프면 마구 울다가도 실패를 교훈삼아 또 도전한다. 어른 같으면 넘어질 것이 두려워 망설이거나 포기해 버릴 텐데, 세상 어디에도 걸음마를 시도하다 좌절하는 아기는 없다. 몇 차례 시행착오를 거친 뒤 결국은 제 스스로 걷고 만다. 그뿐인가. 혹시라도 다칠까 염려하는 엄마를 뒤로 하고 아기는 뜀박질 도전에 나선다. 대관절 어디에서 그런 배짱과 도전 정신이 나오는지 신기할 따름이다.

물론 배짱을 가져야 한다고 해서 무모한 도전을 해서는 안 될 것이다. 정보 한 줄을 읽을 때에도 의심하고 비교하는 신중함이 없다면 더 큰 실수를 하게 될 수도 있는 것이 아기 키우는 일이기 때문이다. 엄마가 가져야 할 배짱이란 엄마 자신이 엄마답게 걸을 수 있게 되리라는 것을 믿음으로써 갖게 되는 대범한 자세를 말한다. 출산의 고통이 아무리 힘들고 괴로워도 진통 끝에 사랑스러운 아기와 만날 것을 알기에 견뎌낼 수 있었던 것처럼, 첫아이를 키우는 초보 엄마도 결국은 베테랑이 된다는 것을 믿고 작은 실수나 짧은 경험에 연연해하지 말자. 대범한 엄마일수록 첫아이도 잘 키우는 법이다.

# 어려워도 자신감이 반이다

아기를 처음 낳아 키우는 엄마들은 늘 불안하다. 아기가 잘못되기라도 하면 어쩌지? 내가 지금 잘 하고 있는 걸까? 만약 실수하고 있는 거라면 어떡하나…. 평소 아무 생각 없이 사는 이라면 몰라도 아기를 잘 돌보기 위해 노력하는 엄마라면 매순간 이게 옳은지 저게 옳은지 몰라 갈등하고 혼란스러워 한다. 예민한 엄마들은 자는 아기가 숨을 쉬고 있는지 몇 번이고 확인을 해야 안심할 정도다.

나 역시 '생 초보' 시절엔 매일이 불안과 갈등의 연속이었다. 기저귀 갈아주는 일만 해도 그랬다. 축축한 기저귀를 빼고 보송보송 마른 새것을 갈아준 뒤 돌아서면 '너무 꼭 조여서 아기가 숨을 못 쉬면 어쩌지?' 하는 의문이 들었고, '괜찮을 거야.' 하고 안심하다가도 결국은 아기의 바지를 벗기고 기저귀를 다시 채웠다. 변덕에 변덕을 거듭하던 어떤 날에는 기저귀 다시 채우기만 대여섯 번을 한 적도 있었다.

그래도 기저귀 갈기 정도면 괜찮다. 기저귀 좀 잘못 채웠다고 큰 일이 나지는 않으니까. 하지만 초보 엄마의 불안감은 여기서 그치지 않고 모든 육아 활동을 지배하게 마련이다. 아기에게 젖을 먹이면서, 안고 재우면서, 놀아주면서, 또는 외출하면서 '과연 내가 잘 하고 있는지'에 대해 회의하는 동안 아기를 돌보는 손끝에서는 자신감이 달아난다.

그리고 자신감이 떨어진 엄마의 손길은 아기를 불편하게 하고, 정상적인 발달을 방해하거나 때로는 정말로 위험에 빠트릴 수도 있다. 너무 조이거나 헐렁하지 않게 기저귀를 채워주려다 갓난아기를 자꾸만 들썩거려서 젖을 게우게 만들고, 드문 일이긴 하지만 게운 젖이 코로 넘어가 흡인성 폐렴을 초래할 수도 있는 것처럼. 그뿐이 아니다. 좋다는 교육법을 이것저것 시도만 하다가 정작 안정적이면서도 체계적인 교육이 이루어지지 않아 일곱 살이 넘도록 자기 이름 외에는 한글을 읽거나 쓰지도 못하는 난독증 아이로 만들어버릴 수도 있다.

### 초보 시절의 불안은 자연스럽고 당연하다

따지고 보면 초보 엄마들의 이런 불안감은 지극히 자연스러운 현상이다. 엄마가 된 뒤 접하는 모든 일상이 처음 경험하는 것이니 누군들 불안한 마음이 들지 않겠는가. 또, 엄마들 중에 미리 연습하고 아기 키우는 사람이 몇이나 되겠나. 놀이방 선생이이던 엄마도 키우기 힘들다던 첫아이인데, 하물며 아기라곤 조카나 이웃집 아기밖에 구경하지 못한 초보 엄마라면 불안한 것이 당연하다.

그런데 똑같은 입장에 놓여도 누구나 불안에 떨며 지내는 것은 아니다. 거리에서 혹은 백화점 유아 매장에서 만나는 아기 엄마들을 살펴보자. 그들을 잘 살펴보면 크게 두 부류로 나누어짐을 알 수 있다.

먼저 한 부류는 좌불안석 형이다. 그렇게 걱정스러우면 왜 아기를 데리고 사람들로 북적대는 백화점까지 나왔는지 이해가 가지 않을 정도로 그들은 불안해 보인다. 아마도 이런 엄마들은 집에서도 아이가 하는 모든 행동을 불안한 시선으로 쫓으며 아기의 행동을 제한하고 있을 것이다. 다른 한 부류는 천하태평 형이다. 이 유형의 엄마들은 아기와 함께 있으면서도 마음껏 쇼핑을 즐기고 심지어 백화점에서 고객들을 위해 준비한 서비스용 차까지 탈탈 털어서 마시고 갈 정도로 여유롭다. 첫아기 키우는 것은 매한가지인데 왜 이렇게 차이가 나는 것일까?

어쩌면 '나는 원래 그래.' 라고 말하는 엄마가 있을지도 모르겠다. 맞다. 타고난 성격 때문일 수 있다. 행동보다 근심부터 하는 사람들은 늘 아직 일어나지 않은 일을 걱정하며 산다. 이런 유형의 엄마라면 아마도 임신 때부터 불안 증상으로 괴로움을 겪어왔을 것이다. 그리고 아기가 자라 시집 장가를 가고 자식을 낳아 키우도록 불안해하는 습관을 떨쳐버리기 힘들 것이다. 마음의 장벽이 워낙 섬세해서 바람 한 자락에도 크게 울어대는 걸 인력으로 어찌 하랴.

하지만 모든 엄마들이 이런 성격을 타고나는 것은 아니다. 지금은 불안에 벌벌 떨고 있어도 왕년엔 장군보다 씩씩했고 강태공보다 낙천적이었던 엄마들이 더 많다. 지각이 분명한 출근길에서도 당당히 걸어가고, "탄 음식 좀 먹는다고 당장 죽나?" 하며 호기롭게 누룽지를 긁어대던 사람들이라는 것이다. 그런데 왜 이렇게 불안에 빠지는 거냐고? 그야 초보 엄마들의 불안감이란 아기를 낳은 뒤 겪는 매터니티 블루(산후 우울증)처럼 통과의례의 성격을 지니기 때문이다. 엄마 구력이 붙고 시간이 흐르면 불안감은 차츰 꼬리를 감추게 되어 있다.

### 초보 엄마의 불안을 덜어 줄 특효약은?

그렇다면 참고 기다리기만 하면 될까? 물론 그렇지 않다. 해답을 얻기 위해 다시 거리로, 백화점 유아 휴게실로 돌아가 보자. 이곳에서 만나는 엄마들의 면면을 잘 들여다보면 그들의 행동에서 보이는 차이는 성격보다는 '준비'에서 오는 것임을 발견할 수 있을 것이다. 준비한 엄마는 늘 다음 행동을 예측하고 대처할 수 있기 때문에 마냥 불안에 떨지 않는다. 심리학에서 말하는 불안의 개념도 준비하지 않은 상황, 예측할 수 없는 상황에 대한 심리적인 방어기제라 하지 않던가.

그럼 무엇을 준비해야 불안하지 않을까? 초보 엄마가 준비해야 할 첫 번째는 '육아 지식'이다. 육아 지식으로 모든 게 해결되지는 않지만 그래도 '많이 아는 놈이 면장'이라고, 기본 지식을 갖추어야 엄마 노릇을 할 수 있다. 갓난아기는 어떻게 안아야 하는지, 목욕을 어떻게 시켜야 하는지, 어떤 놀이 자극을 주면 좋은지, 개월 별로 어떻게 자라 는지 등 기본 지식을 반드시 공부해 둔다.

단, 육아 지식은 그저 읽거나 외우기만 해서는 100% 활용이 안 된 다. 습득한 지식은 항상 눈을 감고 활용하는 상상을 하자. 축구 선수가 특정한 기술을 익힐 때 머릿속으로 자신이 그 기술을 구사하는 훈련을 먼저 하듯이 엄마도 '이미지 트레이닝'을 하면 마치 경험을 쌓은 것처 럼 익숙해진다.

두 번째는 계획표다. 아기와 함께하는 일은 어떤 것이 되었든 미리 계획하고 준비하는 것이다. 출산 후 기억력이 현저히 떨어졌다면 메모 를 활용해도 좋다. 외출할 때는 나가기 전에 필요한 물품을 떠올려 적 은 뒤 꼼꼼하게 가방을 싼다. 불안함을 덜 수 있다면 뭐든 챙겨도 좋 다. 가방이 뚱뚱하고 불룩하면 어떤가. 본래 초보 엄마의 가방은 행군 을 준비하는 군인들의 배낭처럼 묵직한 것이 맞다. 또, 목욕 후 아기를 돌보는 일에 허둥거려서 매번 실수를 한다면 해야 할 일의 순서를 큰 글씨로 적은 메모지를 벽에 붙여 두고 보면서 한다. 아기가 잘 때 예행 연습을 해두는 것도 방법이 된다. '뭐 그렇게까지…' 하고 손사래 칠 일이 아니다. 불안해하는 것보다, 실수하는 것보다 조금 유난스럽고 유치한 것이 이기를 위해서라도 백 번 낫다.

마지막으로 준비해야 할 것은 '자신감'이다. 이것은 다른 어떤 것보 다 중요하다. 물론 육아에 관한 자신감은 하늘에서 감 떨어지듯이 저

절로 생기진 않는다. 내가 엄마 노릇을 잘하고 있다고 생각될 때 뱃속 어딘가에서 스멀스멀 피어오르는 게 바로 자신감이다. 만약 내가 엄마 노릇을 잘하고 있는지 확신이 서지 않는다면 이렇게 생각해 보자. '이 세상에서 내 아기를 가장 사랑하는 사람은 누군가?' 하고. '내 아기를 가장 잘 이해할 사람이 누군가?' 하고 말이다. 아기를 가장 사랑하고 이해하는 것만으로도 아기에겐 엄마가 최고다.

# 내 아이만의
# 베이비 사인부터 읽어라

 "아기가 운다. 아기 울음소리에 놀라 잠자리에서 일 어난 엄마는 아기를 품에 안고 어른다. 익숙한 자장 가를 불러 주어도 울음이 그치지 않자 엄마는 애가 탄다. 배가 고파 그 러는가 싶어 얼른 젖을 물리는 엄마. 하지만 아기는 혀로 젖꼭지를 밀 어내며 더욱 큰 소리로 운다. 초조해진 엄마는 응가를 해 그런가 싶어 아기의 기저귀에 손을 넣어 본다. 하지만 아기의 기저귀는 보송보송 말라 있다. 이젠 엄마도 울고 싶은 심정이다. 엄마는 아기를 품에 안고 함께 운다. 울면서 이야기한다. 아가야, 대관절 왜 우는 거니?"

초보 엄마라면 대부분 경험해 보았을 상황이다. 엄마는 나름의 육아 상식에 따라 아기가 우는 이유를 찾아내려고 하지만, 아기는 엄마의 상식으로는 도저히 이해가 되지 않는 행동을 한다. 보다 정확하게 말

하자면 초보 엄마가 가진 짧은 육아 지식과 경험으로는 아기에게 일어나는 문제들을 모두 해결하지 못한다. 누가 세상의 어머니를 위대하다고 했던가. 우는 아기 달래는 일조차 하지 못해 허둥지둥 헤매는 이가 바로 초보 엄마인 것을!

아기가 한밤중에 깨어 우는 이유가 신생아들에게 흔한 영아 산통임을 알게 되기까지, 따뜻한 손으로 배를 살살 쓸어주며 기다리는 것이 가장 현명한 대책임을 깨닫게 되기까지 엄마는 수많은 시행착오를 겪는다. 때로는 울음을 진정시키려다 아기에게 괜한 헛고생만 시키는 일도 다반사다. 실패는 성공의 어머니이고 인간은 본래 시행착오를 통해 배우는 존재라지만, 자식 키우면서 겪는 시행착오를 기꺼이 받아들일 수만은 없는 법. 어떻게 해야 '경험 없음'으로 인한 시행착오를 줄일 수 있을까?

### 아기와 소통하는 법을 찾으면 육아가 쉬워진다

가깝게 지내던 친구가 우울해 하거나 슬퍼할 때, 우리가 친구를 만나 하는 일을 생각해 보자. 우리는 먼저 친구의 문제가 무엇인지 파악하기 위해 애쓴다. 남편과의 불화 때문인지, 혹은 직장에 안 좋은 일이 생겨서인지, 그것도 아니라면 우울증에 걸려서인지 등등 슬픔의 원인을 알아야 함께 울어주며 위로하든, 문제 해결의 방법을 찾든 대처할 수 있기 때문이다.

아기가 자라는 동안 겪는 문제 역시 해결 방법은 같다. 아기와의 소통을 통해 문제의 원인을 찾고, 그 원인을 제거하거나 아기가 이겨내도록 돕는 것이 곧 부모의 역할인 것이다.

그런데 안타깝게도 아기는 자신이 겪는 고통에 대해 어른처럼 유창하게 말하지 못한다. 아기가 "엄마, 제가 지금 엉엉 우는 이유는 바로 이거예요."라고 말해 줄 수 있다면 얼마나 좋을까. 울음의 이유는 고사하고 "엄마, 배가 너무 아파요."하고 자신이 처한 상황을 말해 줄 수만 있어도 엄마 마음이 그리 답답하지는 않을 것이다. 하지만 엄마가 아기의 입에서 흘러나오는 말을 들으려면 적어도 8~9개월 정도는 기다려야 한다. 그나마도 '맘마'나 '빠빠' 수준의 외마디 말일 뿐, 주어와 서술어를 동원해 어눌하게나마 문장을 구사하기까지 엄마는 또다시 8~9개월을 기다려야 한다. 그렇다면 아기가 말을 배우기 전까지는 아기와 소통하는 방법이 전혀 없다는 뜻일까?

다행스럽게도 방법이 있다. 말이나 문자가 없던 시절에도 인간은 '보디랭귀지'를 통해 이웃과 커뮤니케이션을 할 수 있었다. 심지어 말과 글이 예술 활동의 수단으로 발전한 오늘날에도 보디랭귀지는 여전히 사람들의 교류에 중요한 역할을 한다.

우리들의 작고 소중한 아기도 자신이 인간임을 증명이라도 하듯 엄마에게 '몸짓'으로 신호를 보낼 줄 안다. 이것이 바로 '베이비 사인'이다. 이 베이비 사인을 읽을 수만 있다면 엄마는 아기와의 소통은 물론이고 수많은 시행착오를 줄일 수 있다.

### 해답은 아기의 표정과 행동에 숨어 있다

물론 베이비 사인을 읽는 것이 단박에 되는 것은 아니다. 만국 공통의 보디랭귀지처럼 쉽게 읽혀지는 베이비 사인(울거나 웃거나 눈을 찡그리는 식의)도 있지만 그렇지 못한 것이 더 많기 때문이다. 게다가 베이비 사인은 아기마다 달라서 모든 엄마들에게 참고가 될 만한 공통의 기준도 없다. 그야말로 아기 마음대로 만들어 보내는 것이 베이비 사인인 것이다. 그럼, 무슨 수로 베이비 사인을 알아보냐고?

'규칙성'을 파악하면 된다. 흔히 육아에 달인이 된 엄마들은 아기 표정만 봐도 똥을 누었는지 혹은 오줌을 누었는지 안다고들 하는데, 이것이 가능해지는 것도 경험을 통해 쌓인 데이터에서 규칙성을 찾아냈기 때문이다.

예를 들어 어떤 아기들은 똥을 누면 꼭 자전거를 타듯 다리를 버둥거리며 운다. 아랫도리에서 미끈대는 똥을 피하기 위해 하던 행동이 똥을 누었음을 알리는 신호로 발전한 것이다. 반면 오줌을 누었을 때 아기는 미간을 찡그리며 운다. 오줌으로 인해 축축해진 기저귀가 움직일 때마다 피부를 아프게 만들기 때문에 만들어진 행동이다. 만약 평소에 아기의 행동을 유심히 살펴 두지 않았다면 엄마는 그저 아기가 어딘가 불편해서 우는 것으로 보일 것이다. 그러니 가뜩이나 육아 지식이 부족한 초보 엄마들은 이때에도 아기를 안고 흔들거나 자장가를 부르는 일부터 젖을 물리는 일까지 모든 처방을 다해 보는 수밖에 없다. 하지만 반복되는 규칙성을 파악하고 베이비 사인을 읽게 되면 아기와의 커뮤니케이션이 가능해진다. 아기는 행동으로 말하고 엄마는 기저귀를 갈아줌으로써 화답하는 것이다. 생각해 보면 참 신기하면서도 감동적인 일이 아닌가!

아기의 베이비 사인을 다각도로 연구한 아동 심리학자 린다 에이커돌로와 수전 굿윈은 이에 더해 일정한 시기가 되면 베이비 사인을 훈련시키라고 권한다. 본능적으로 자신의 기분이나 상태를 표현하는 '몸짓' 외에 생후 8개월 즈음에 집중적으로 나타나는 모방 행동, 말 대신 표현하는 보디랭귀지 등을 적극적으로 발전시키면 아기의 지능 발달에도 큰 도움이 된다는 이유에서다. 실제로 말문이 터지기 전에 베이비 사인으로 활발히 대화를 나눈 아이들은 이후 언어 발달이 빨랐고 언어 지능도 또래에 비해 높았다고 한다.

### 아기를 이해하면 엄마도 행복해진다

노력해서 베이비 사인을 읽을 수 있게 된다고 해도 갑작스레 일어나는 문제들은 여전히 해결하기 어려울 지도 모른다. 한밤중에 깨어 울어대는 아기의 행동을 평소와 비교한 뒤 어딘가 아프다고 짐작은 할 수 있지만 그곳이 어디인지, 어떻게 아픈지 등까지 파악하기는 불가능기 때문이다. 말 잘 하는 어른들도 몸이 불편할 때 자신의 상태를 정확히 표현하는 사람이 몇 안 되는데, 하물며 아기가 몸짓만으로 모든 것을 다 표현할 수는 없다. 게다가 엄마는 의사가 아니므로 고통의 원인을 완벽하게 제거하고 치료해 주지도 못한다. 엄마가 할 수 있는 것은 통증이나 질병을 이겨낼 수 있도록 간호하고 예방하는 일뿐이다.

그럼에도 불구하고 베이비 사인을 읽으려는 노력은 초보 엄마에게 꼭 필요하다. 베이비 사인을 읽을 줄 알면 잘해 주려다 되레 아기를 괴롭히는 시행착오를 방지할 수 있고, 아기를 더 깊이 이해할 수 있다는 점에서 육아를 한결 수월하게 해준다. 더 의미 있는 사실은 평소 아기를 세심히 관찰하고 교감하려고 노력하다 보면 엄마와 아기의 관계가 보다 친밀해진다는 점이다. 항상 자신의 표정을 살피기 위해 눈을 마주치고, 불편한 데는 없는지 말을 건네며, 문제가 없도록 살펴주는 엄마를 보며 아기는 따뜻한 사랑을 느끼고 몸과 마음 모두 안정적인 발달을 이루게 된다. 물론 그런 아기를 보는 엄마의 마음도 행복해질 것이다.

# '카더라' 정보가
# 아이를 망친다

바야흐로 정보화 시대다. 앨빈 토플러가 꽤 오래 전에 정보 전쟁의 시대를 예견했다는데, 변화는 매우 순식간에 이루어졌다는 생각이 든다. 불과 10여 년 전만 해도 지금처럼 많은 육아 정보들을 접할 수 없었다. 육아 정보의 양이 적었을 뿐 아니라 무엇이 옳고 그른지 확인할 마땅한 잣대도 없었다. 하지만 요즘은 사정이 달라져도 아예 180° 달라졌다. 컴퓨터 스위치만 켜면 육아 정보가 마구 쏟아지는 별천지가 된 것이다. 그런 면에서 보면 최근에 엄마가 된 이들이 부럽기도 하다. 아기를 잘 키울 수 있는 방법이 이렇게 손쉽게 얻어지니 엄마 노릇도 한결 쉽지 않을까?

그런데 꼭 그런 것도 아닌 것 같다. 오히려 너무 많은 육아 정보 때문에 탈이 나는 것이다. 초보 엄마들은 정보의 양이 너무 많아서 어떤 것이 맞고 어떤 것이 틀린 정보인지 더 구별하기 어렵다고 호소한다. 선배 엄마들이 아이를 키우다보니 이건 좋더라 나쁘더라 식의 '카더라' 정보는 내 아이에게는 통하지 않는 엉터리도 많다. 때로는 믿었던 정보에 발등을 찍혀 가슴을 치는 일도 생긴다. 예나 지금이나 정보는 역시 '양'이 아니라 '질'이 중요한 것이다.

### 게으른 엄마보다 무식한 엄마가 더 위험하다

잘못된 정보에 대한 추억 한 소절을 꺼내 보자. 초보 엄마이던 시절, 스승 역할을 해주던 한 선배 언니가 있었다. 그는 육아 지식이 짧은 나에게 참 많은 것을 알려 주었다. 임신했을 때에는 이렇다더라, 저렇다더라, 아이 키울 때는 이래야 한다더라, 저래야 한다더라 하고 가끔씩 던져 주는 정보를 바탕으로 나는 조금씩 엄마 될 준비를 해나갔다.

그런데 오래지 않아 나는 매우 황당한 상황에 직면하게 되었다. 철썩 같이 믿었던 선배 언니의 충고 중에서 어떤 것은 잘못된 정보였기 때문이다.

선배 언니의 아이는 갓난아기 때부터 밤마다 잠을 안 자고 울어대곤 했는데, 친척 어른의 충고에 따라 분유에 묽게 쑨 찹쌀 풀을 1/3 정도 섞어서 먹였다. 갓난아기의 울음은 배앓이 때문이며, 배앓이에는 찹쌀이 좋으니 분유와 찹쌀 풀을 섞어서 먹이면 좋아진다는 '민간요법' 덕분이었다. 처음에는 별다른 효과가 없었으나 시간이 흐르면서 차츰 아이의 상태는 나아졌다. 단순히 상태만 나아진 것이 아니라 포동포동 살이 올라 아이는 한눈에 보기에도 '우량아'가 되었다. 이에 선배 언니는 기뻐하며 내게도 '소중한 정보'를 알려 주었다.

아마도 육아 정보에 '빠삭한' 아기 엄마들은 벌써 잘못된 정보를 바로잡아 주고 싶어 입이 근질근질할 것 같다. 아기에게 비교적 흔히 나타나는 증상인 영아 산통은 시간이 흐르면 저절로 좋아지며, 분유는 그 자체만으로도 이미 영양 균형이 맞추어져 있어서 다른 음식물과 섞어 먹이면 아기의 소화기에 무리를 주거나 특정 영양소가 과잉이 될 수 있으므로 해서는 안 된다고 말이다.

다행스럽게도 우리 아이는 밤마다 이유 없이 울어대는 일이 별로 없었기 때문에 '찹쌀 풀 처방'은 하지 않았다. 잠시 찹쌀 풀 대신 사골국으로 대신할까(당시에는 아기의 영양 공급을 위해 분유에 좋다는 음식을 섞는 것이 유행이었다) 고민한 적은 있지만, 내가 본디 게으른 탓에 그나마도 시도하지 못했다. 그로부터 한참 뒤 분유에 다른 음식물을 섞어 먹이는 것이 좋지 않다는 사실을 알고 나서는 나의 게으른 천성이 얼마나 대견(?)했던지!

### 무식한 엄마보다 잘못된 정보가 더 위험하다

지금도 기억에 남는 해프닝은 또 있다. 몇 해 전 모 방송 프로그램에 게스트로 초대되어 출연했을 때의 일이다. 연예인과 엄마 시청자, 육아 관련 전문가들이 함께 전통 육아법의 우수성에 대해 토론하는 자리였는데, 한 연예인 엄마가 전통 육아법의 우수성을 깨달은 경험담을 소개했다.

초보 엄마였던 그는 어느 날 갑자기 아이가 숨을 쉬지 못해 괴로워하는 모습을 발견했다. 잘 먹고 잘 놀던 아이가 한밤중에 자다 말고 갑자기 숨을 거칠게 몰아쉬더니 호흡에 심각한 장애라도 생긴 듯 쌕쌕거리며 울어대는 것이 아닌가. 혹시 체했나 싶어 등을 쓸어주고, 조인 옷은 헐겁게 풀어주고, 품에 안고 둥둥 얼러도 소용이 없었다. 때마침 그에게 문득 인터넷에서 접한 육아 정보 한 토막이 떠올랐다. 맞아, 아기의 코딱지가 말라붙어 호흡이 곤란할 때에는 모유 한 방울을 흘려 넣으면 된다고 했지! 젖을 짜서 아이의 코에 넣었더니 아니나 다를까, 묽어진 코딱지가 흘러나왔다. 물론 아이는 언제 그랬냐는 듯 단잠에 빠져들었다.

오랜 경험에서 우러나온 전통 육아법의 우수함을 강조하며 마무리된 그의 이야기에 다른 출연자들도 감탄을 연발하며 공감을 표시했다. 하지만 나는 순간 난감한 표정을 짓지 않을 수 없었다. 그것은 바른 정보가 아니었기 때문이다. 기껏 열심히 설명한 그가 무안해질까 조심하며 이야기를 정정했다. 집안이 건조해서 빚어지는 심한 코 막힘에는 면봉을 물에 적셔 사용하는 것이 바람직하며, 모유를 아기 코에 젖을 흘려 넣으면 자칫 흡인성 폐렴에 걸릴 수도 있으므로 가급적 해서는 안 된다고 말이다.

전문가 행세를 하며 아는 척을 하긴 했지만, 사실 나도 그 연예인 엄마와 비슷한 경험이 있었다. 생후 2개월이 채 안 되었을 무렵, 자다 말고 갑자기 쌕쌕거리며 괴로워하는 아이에게 똑같은 처방을 했다. 심지어 당시의 나는 모유수유를 하고 있지 않았기 때문에 분유를 타서 넣어주었다. 젖을 대신하는 것이 분유라고 생각했기 때문인데, 지금 생각해 보면 헛웃음부터 나온다.

## 변화하는 세상 따라 달라지는 육아 정보들

만약 지금 내가 알고 있는 정보가 잘못된 것이라면? 아기 엄마들에게는 정말 아찔한 물음일 것이다. 옳다고 믿고 아이에게 했던 모든 일들이 잘못된 것임을 확인하는 순간, 그 낭패감과 죄책감을 어찌 말로 다 할 수 있으랴. 나는 믿었던 정보에 발등 찍히는 몇 차례의 경험을 통해 '공부하는 엄마'로 탈바꿈했다. 많이 알아야 아이도 잘 키울 수 있다고 생각했기 때문이다.

하지만 친정어머니나 시어머니는 그런 변화를 반기지만은 않으셨다. "나는 그렇게 안 했어도 자식 잘 키웠다. 유난 좀 떨지 마라." 아마도 우는 애를 안고 달래주기 보다는 책 몇 권을 끼고 아이의 울음과 그 대처 방법에 대해 공부하던 내 행동이 마땅치 않으셨던 모양이다. 물론 나는 어른들이 그러시건 말건 열심히 공부했다.

그런데 날이 갈수록 읽어야 할 책, 점검해야 할 정보들은 자꾸 늘어났다. 정보가 곧 상품이 되는 세상으로 바뀌면서 육아 정보도 TV나 핸드폰처럼 자꾸자꾸 '개발'이 되었던 것이다. '4~5개월 즈음에 이유식을 시작한다'던 육아 정보는 '본격적인 시작은 6개월 정도가 바람직하다'고 바뀌었다. 대신 '알레르기 가족력이 없는 경우는 4~5개월부터 희석한 과즙 정도로 조심스럽게 시작할 수 있다'는 단서가 붙었다. 정보는 이전에 비해 매우 세분화되었을 뿐 아니라 함께 읽어야 할 행간도 늘어난 것이다.

안타깝게도 너무 많은 육아 정보에 빠져 허우적거리다 보면 '미아'가 되기 쉽다. 그것이 정보 전쟁의 시대가 가지는 커다란 함정이다. 아마도 인터넷과 친하고 육아 잡지를 꼼꼼히 읽는 엄마들은 얼마간 미아가 된 심정을 이해할 수도 있을 것이다. 어떤 때에는 '조기 교육'이 필요하다고 역설하더니, 또 어떤 때에는 '적기 교육'을 주장하는 정보 매체들…. 아이가 무슨 실험 대상도 아니고, 대관절 아기 엄마들은 어쩌라는 말인지!


### 그대로 따라하기 전에 의심하고 비교하라

날마다 새로워지는 정보에 휘둘리지 않으면서도 아이를 잘 키우려면 육아에 관한 '소신'을 가져야 한다. 그리고 육아에 관한 소신은 '지식'보다는 '사랑'에 의해 만들어진다. 설령, 분유에 찹쌀 풀을 넣어 먹이는 바람에 아이가 비정상적으로 살이 찌도록 만든 적이 있다고 해도 사랑이 담긴 엄마의 손길은 아이를 더 큰 위협에서 보호하게 되어 있다. 마른 코딱지 때문에 흡인성 폐렴의 위험을 무릅쓴 분유 세례를 받은 우리 아이도 지금은 누구보다 건강하게 잘 자랐는데, 나는 그것이 사랑의 힘이라고 믿는다.

물론 그렇다고 육아 정보를 얻는 일에 소홀해도 된다는 의미는 아니다. 시대나 상황이 빠르게 변화하는 와중에 사랑만 믿고 아이를 키우는 일도 어리석다. 다만, 쏟아지는 정보들에 촉각을 곤두세우기 전에 아이를 어떻게 키울 것인지에 대한 근본적인 마음의 좌표를 세웠으면 한다. 육아에 대한 좌표와 소신이 있는 엄마는 정보를 취사선택하는 데 남보다 유리한 위치를 갖게 되고, 다소 작은 실수를 저질렀다고 해도 의연하게 대처하게 된다.

그런 다음 '공부'에 매진하자. 인터넷이든 잡지든 혹은 육아 정보서든 고른 정보를 섭렵할 수 있도록 가급적 많이 읽는다. 하지만 많이 읽어보는 것보다는 '균형 있게' 읽는 것이 더 중요하다. 특히 다른 데서는 접하지 못했던 정보, 단편적인 정보 등은 그대로 따라하기보다는 주변 사람들의 경험이나 다른 매체에서 접한 정보들과 비교하는 것이 필요하다.

특히 인터넷에서 접하는 정보는 이중 삼중으로 걸러서 봐야 한다. 인터넷은 '퍼서 나르는' 특유의 문화 때문에 잘못된 정보가 확대 재생산되기 쉬우므로 여러 군데에서 본 정보라도 한번쯤 의심해 봐야 한다. 흔히 학자들은 '배우기 위해 의심한다'는 말을 하는데, 아기 엄마

라면 더욱 철저히 의심하면서 배우는 자세가 필요하다. 이런 과정을
통해 정보를 얻는 합리적인 습관이 길러지면, 그때부터는 엄마로서의
'육아 내공'도 한층 성장하게 될 것이다.

# 실천 불가능한 기대치는 낮춰라

"똘똘이 엄마는 벌써 젖병 끊었다더라? 이유식을 잘 챙겨 먹여야 젖병 끊는 게 쉽다는 게 맞긴 맞나 봐. 하여간 많이 알아야 엄마 노릇도 잘한다니까. 똘똘이 엄마는 정말 만물박사야."

"……"

"신통이 책 봤어? 그게 미국 아이들이 프리 스쿨에서 배우는 교재래. 신통이 엄마가 영어를 잘하니까 보는 책부터 다르더라고. 신통이는 벌써 엄마가 영어로 말하면 다 알아듣는대."

"……"

내공이 여간 강하지 않고서는 이런 대화를 그저 웃으며 나눌 수만은 없을 것이다. 초보 엄마는 웃음은커녕 가슴에 상처를 받을 수도 있다.

아이에게 좋은 엄마가 되어 주지 못하고 있다는 자각은 미안한 마음을 넘어 죄책감으로 변한다. 그래서 당장 스트로우 꽂은 컵을 들고 아이를 쫓아다니고 부랴부랴 서점에서 사온 영어 그림책을 더듬거리며 읽어준다.

하지만 웬일인지 이런 노력들은 내 아이에겐 효과가 없다. 효과가 없는 것은 고사하고 아이의 상태는 오히려 나빠진다. 아이는 젖병이 없으면 잠도 못 잘 정도로 더 집착하고, 영어 그림책만 보면 경기하듯 싫어한다. 결국 늘 그랬던 것처럼 아이에게 항복한 채 젖병을 입에 물려주고 엄마는 생각한다. 아, 나는 좋은 엄마가 되긴 글렀나 봐!

### '좋은 엄마'에 대한 기대치가 너무 높다

"아이에게 좋은 엄마가 되고 싶으세요?" 하고 물으면 아마도 모든 엄마들이 주저 없이 "그렇다"고 대답할 것이다. 비록 자기 자신은 훌륭한 사람이 아니어도 아이에게만은 최고의 엄마가 되어 주고 싶은 게 보편적인 엄마 마음이니까. 그리고 이런 바람은 첫아이를 키우는 엄마들일수록 강하다. 마치 새해맞이를 할 때 많은 다짐과 계획을 쏟아내는 것처럼 초보 엄마는 아기를 낳은 뒤부터 주욱 좋은 엄마가 되어야겠다는 의욕으로 가득 차 있다.

질문을 바꾸어 보자. "당신은 좋은 엄마입니까?"라고 물으면 아마도 대부분의 엄마들이 선뜻 "그렇다"고 대답하지 못할 것이다. 겸양을 최고의 미덕으로 여겨서 대답을 망설이는 것이 아니다. 엄마들을 대상으로 한 여러 조사를 보면 실제로 대부분의 엄마들이 자신을 좋은 엄마라고 여기지 않는다. 좋은 엄마가 되어 주고 싶은 마음은 금메달이나 훈장으로도 모자랄 판인데, 왜 좋은 엄마라고 생각하는 이는 별로 없는 것일까?

전문가들의 이야기를 빌자면 그것은 기준치가 높기 때문이다. 좋은 엄마의 자격 조건이 평범한 엄마들에겐 너무 까다롭고 어려운 것이다. 언젠가 모 단체 세미나에서 만난 한 연구자는 좋은 어머니 상에 대한 우리 사회의 기대치가 '신화적인 수준'이라고 지적했다.

"효를 최고의 미덕으로 여기는 우리 사회에서는 부모에게 기대하는 역할의 기대치가 매우 높다. 특히 여성들은 어려서부터 자식을 위해 초인적인 힘을 발휘하는 이야기를 들으며 자라는데, 이런 어머니 무용담은 그렇게 해야 한다는 무언의 실천 지침을 만들어낸다. 그리고 여성들은 마치 집단 최면이라도 걸린 듯 그 지침을 따르려고 노력한다. 사람이 할 수 있는 것 이상을 해내야 정체성을 인정받는다는 점에서 우리 사회의 어머니는 신화 그 자체라고 볼 수 있다."

물론 기대치의 내용은 시대에 따라 변했다. 옛날엔 주로 자식을 위해 얼마나 희생하느냐가 좋은 어머니의 기준으로 통했지만, 요즘엔 정보에 밝고 똑똑하며 가사에 능하고 교육자로서의 자질도 갖추어야 하는 등 여러 방면에서 고루 능력을 발휘해야 한다. 한마디로 '팔방미인'이 되어야 좋은 엄마로 인정받는다는 것이다.

## 모든 걸 다 잘하는 팔방미인 엄마는 없다

하지만 정말 그럴까? 모든 면에서 두루 우수한 능력을 보일 수 있어야만 좋은 엄마가 될 수 있는 것일까? 그렇지 않다. 나는 예전에 한 선배 언니를 통해 팔방미인이 아니어도 좋은 엄마가 될 수 있다는 사실을 깨달을 수 있었다.

그는 털털하고 따뜻한 성격을 가지고 있어서 주변엔 늘 친구가 많았다. 내가 일로 바쁠 때면 딸아이를 봐주기도 했는데, 딸아이는 선배 집에 간다고 하면 뭐가 그리 좋은지 현관으로 달려가 냉큼 신발 꿰는 시늉을 했다. "그렇게 좋아?" 하고 물으면 고개를 끄덕이며 하얗게 웃었다. 딸아이가 좋아하니 더 고마운 마음이 들어 나는 작정을 하고 휴가를 낸 뒤 과일 바구니를 들고 선배를 찾아갔다.

초인종을 누르기도 전에 대문 너머에서는 투닥투닥 요란한 소리가 들려왔다. 문을 여니 거실에는 장난감과 옷가지들이 폭탄을 맞은 듯 널려 있고 선배와 아이는 한창 술래잡기를 하고 있었다. 나는 들어서는 순간부터 정신이 사나워졌다. 우리 집도 그다지 깨끗한 편은 아니지만, 너무 한다 싶은 생각이 들 정도로 아수라장이었기 때문이다. 나는 현관에서부터 장난감이며 책들을 주섬주섬 챙겨 들며 들어갔다. 선배는 그냥 놔두라면서도 치우는 나를 제지하지도 않았다.

점심으로 자장면을 시켜 놓고는 이런저런 이야기를 할 때였다. 아이들이 무얼 하는지 눈으로 쫓던 나는 깜짝 놀랐다. 욕실 매트에, 그것도 빤 지 오래되었는지 꼬질꼬질한 매트에 아이들이 얼굴을 묻고 까꿍 놀이를 하는 게 아닌가! 나는 총알처럼 달려가 "안 돼" 하며 아이들을 일으켜 세웠다. 아이들은 제 마음대로 놀지 못하게 하자 떼를 썼다. 물론 나는 단호하게 거듭 안 된다고 말했다. 촘촘한 매트 조직 사이에 얼마나 많은 세균이 숨 쉬고 있을지, 그 세균들이 아이들의 폐에 얼마나 많이 들어갔을지는 생각하고 싶지도 않았다.

하지만 선배는 느긋했다. 한술 더 떠서 "우리 애는 그 매트를 물고 빨면서 산다."고 이야기했다. 나는 "애가 물고 빨면 깨끗하게 빨아 놓기라도 하지!" 하고 핀잔을 주었다. 선배는 빙글빙글 웃으며 "내가 원래 집안일에는 젬병이잖니. 얼마 전에 빨아둔 게 그 모양이다." 하고 아무렇지도 않은 듯 대꾸했다. 나는 눈을 흘기며 "그래도 그렇지!" 하고 다시 핀잔을 주었다. 그러자 선배는 여전히 웃으며 말했다.

"너는 나보다 깨끗하게 해놓고 살지? 내가 제일 못하는 게 청소랑 빨래다. 아마 내가 열심히 매트를 빨아도 네 눈에는 지저분하게 보일 거야. 엄마가 되었다고 못하던 걸 하루아침에 잘 하게 되든? 하지만 나는 아이와 놀아주는 건 아주 잘한다. 그래서 나는 내가 잘 하는 걸 열심히 하면서 살란다. 우리 애는 지저분한 집에서 지내도 다른 아이들보다 밝고 튼튼하다. 그럼 된 거 아니니?"

### 사랑으로 키우고 있다면 그것으로 충분하다
엄마가 모든 것을 다 잘 해내는 만능 재주꾼이라면 좋겠지만, 대부분의 엄마들은 그렇지 못하다. 어떤 엄마들은 이유식이나 간식은 잘 만들어 먹이지만 아이와 놀아주는 일은 서툴고, 또 어떤 엄마들은 정보에 밝아 아이 교육에 남다른 면모를 보이지만 집안일은 못한다. 사람의 생김새나 성격이 저마다 다르듯 엄마들이 가진 장점과 단점도 제각각인 것이다. 그러니 좋은 엄마의 모습이나 기준도 한 가지일 수가 없다.

혹시 지금 사실상 실천이 불가능한 기대치에 매달려 자신은 물론이고 아이마저 스트레스에 몰아넣고 있는 건 아닌지 생각해 보자. 더러운 욕실 매트가, 혹은 영어 그림책을 읽어 줄 수 있느냐의 여부가 좋은 엄마를 판가름하는 절대적인 기준이 될 수는 없다. 매트를 매일 세탁해서 깨끗하게 관리하는 것이 나은지, 일주일에 한두 번 빠는 대신 그 시간에 아이와 열심히 놀아 주는 것이 나은지를 과연 흑과 백처럼 명쾌히 규정할 수 있을까? 한글 그림책보다 영어 그림책을 읽어주는 게 아이를 더욱 똑똑하게 한다고 단정할 수는 없는 것이다.

물론 여러 가지 면에서 아이에게 좋은 육아 환경을 만들어 주고자 노력하는 일은 매우 중요하다. 세상 사람들은 누구나 어려서부터 불세출의 위인들 이야기를 읽으며 더 나은 사람이 되기 위해 노력하지 않던가. 그런 노력이 삶을 더욱 의미 있게 하고 개인을 발전시키는 원동력이 되어 준다. 좋은 엄마가 되기 위해 노력하는 것도 마찬가지다. 다만, 세상 사람들이 모두 위인과 같지 않다고 해서 그들의 삶이나 가치가 위인보다 못하다고 말할 수는 없다. 때로는 평범한 사람들의 삶에서 우리는 위인보다 더 값진 의미와 가치를 찾아내기도 한다.

육아는 특히 너른 안목을 가지고 접근할 필요가 있다. 좋은 엄마인지 아닌지는 지금 당장 판가름 나는 것이 아니다. 아이를 사랑으로 돌보고, 아이가 삶에 필요한 여러 가지 능력을 잘 배울 수 있도록 최선을 다한다면 그는 이미 좋은 엄마다. 만능 재주꾼이나 팔방미인, 혹은 아이의 삶을 완벽히 조절하는 초인이 되지 않으면 안 된다는 콤플렉스에서 벗어나야만 엄마도 엄마 자신의 장점을 살린 '좋은 육아'를 할 수 있게 된다.

# 맏이이자 외동이인 첫아이 이해하기

사람들은 누군가를 평가할 때 "맏이답다."거나 "외동이 같다."는 표현을 쓴다. 여기서 맏이답다는 것은 리더십이나 책임감이 있다는 칭찬이고, 외동이 같다는 것은 대개 자기만 아는 이기적인 성향을 가졌거나 응석받이처럼 행동한다는 핀잔이다. 출생 순서에 대해 연구한 학자들이 들으면 지독한 편견이라 나무라겠지만, 맏이와 외동이에 대한 이런 인상은 우리 사회에 이미 형성되어 있는 통념인 것만은 사실이다.

그런데 재미있게도 모든 첫아이는 맏이이자 외동이다. 동생이 태어난다면 그것으로 외동이 생활을 청산하게 되지만 얼마간은 필연적으로 외동이로 지내야 한다. 이런 이중적인 특성 때문인지 첫아이는 매우 다양한 면모를 보이곤 한다.

## 세상의 모든 첫아이는 맏이로 자란다

첫아이가 맏이로 자라는 것은 너무나 당연한 일이지만, 엄마 입장에서 보면 한없이 측은하고 가엾다. 엄마 노릇을 해본 적이 없는 초보 엄마 밑에서 시행착오의 희생자로 자라는 것이 미안하고, 집안의 관심과 기대가 지나치게 집중되어 아이가 늘 부담 속에서 생활하는 것도 안돼 보인다. 그뿐이 아니다. 첫아이에겐 세상을 배우는 데 간접 경험이 되어줄 만한 롤 모델, 즉 형이나 누나가 없어 늘 직접 부서지고 깨지면서 배워야 한다.

"둘째를 낳고 보니 첫째한테 너무 미안한 거 있지? 첫째 키울 때는 내가 모르는 게 많아서 애를 너무 고생시킨 거 같아. 목욕시킬 때도 얼마나 물을 많이 먹였는지 몰라. 옷 입히다가 팔을 부러뜨릴 뻔한 적도 있다니까. 첫애라고 의욕은 많았는데 지금 생각해 보면 이렇다 하게 해준 것도 없어. 괜히 나 좋은 데로 이리저리 끌고 다니며 볶아대기만 했지. 그러고 보면 첫째는 참 불쌍해."

아이를 셋이나 낳아 키우며 우리 사회의 출산율 높이기에 커다란 공헌을 하고 있는 친구의 말이다. 친구의 말은 충분히 공감이 가지만 과연 첫째도 그렇게 생각하고 있을까? 맏이로 자란 사람들에게 물어보면 가문의 멍에를 지고 있는 종손이 아닌 다음에야 자신이 맏이로 태어난 것에 그다지 불만이 없다. 오히려 맏이들은 자신이 맏이인 것을 자랑스럽게 여기거나 특권을 누렸다고 생각한다. 물론 자라면서 형이나 누나, 혹은 언니나 오빠를 아쉬워하거나 맏이에게 부여되는 책임감을 부담스러워하긴 하지만 적어도 맏이라서 열등하다고 생각하지는 않는 것이다.

게다가 맏이는 다른 형제에 비해 부모의 관심과 지원을 많이 받으며 자라기 때문에(아들 선호주의가 강한 집안의 맏딸은 예외로 하고) 더 많은 기회를 부여받는다. 기회가 많다는 것은 아이가 자신의 능력을 발전시킬 수 있는 원동력을 더 많이 가지고 있음을 뜻한다. 세계의 최고 경영자들이 만든 모 단체에서 조사를 했더니 세계 경제를 좌지우지하는 이들 가운데 절반에 가까운 수가 첫째였다는 소식이 기사화된 적이 있었다. 뿐만 아니라 노르웨이의 한 연구단체에서 조사한 결과, 첫째는 나중에 태어난 아이보다 지능지수도 높은 것으로 나타났다고 한다.


### 모든 첫아이는 외동이 시절을 거친다

우리 사회에는 외동이를 곱지 않은 시선으로 보는 경향이 있다. 외동이는 저만 알고, 책임감이 없으며, 리더십도 떨어지고, 공동체 의식(또는 사회성)이 부족하다는 것이다. 일면 맞는 구석도 있지만 이는 대부분 편견에서 비롯된 오해다. 우리 민족은 자손의 번성이 생존을 좌우하던 씨족 농경 사회의 전통이 아주 강하게 남아 있는 편이다. 자식을 많이 낳는 것을 최고의 덕이자 투자로 여겼으니 외동이에 대한 부정적인 인식을 갖는 것은 어쩌면 당연하다.

물론 손 귀한 집에서 오냐 오냐 키우며 응석받이로 자랐다면 편견을 증명해 줄 수도 있겠다. 또 외동이로 자란 부모가 외동이를 키우는 경우는 흔히 말하는 '외동이 기질'이 나타날 가능성이 높다는 연구 보고도 있다. 그러나 요즘처럼 외동이가 흔한 시대에는 특별히 외동이만이 가지는 기질을 이야기하는 것은 무의미하다.

사실 외동이의 기질이나 성격을 결정하는 것은 부모의 양육 방식이다. 외동이는 형제가 없어 보고 배우며 경쟁하는 대상의 수가 적기 때문에 상대적으로 부모의 영향을 많이 받고 자란다. 외동이에게 부모는 보호자이자 친구이자 모델이다. 그러니 속설대로 외동이가 가진다는 특성이란 결국 부모가 만들어주는 것이다.

단, 여기서 오해하지 말아야 할 점이 있다. 부모의 영향을 많이 받는다는 것은 부모의 성격을 그대로 물려받는다는 뜻은 아니다. 부모가 모델이니 부모를 닮을 수는 있지만, 아이의 성향을 좌우하는 것은 부모가 아이를 대하는 '태도'와 부족한 점을 보완해 주기 위해 들이는 '노력'이다. 똑같이 외동이로 자랐어도 맏이처럼 보이는 아이가 있는가 하면, 전형적인 외동이나 막내로 느껴지는 아이가 있는 것은 바로 이 때문이다.

다시 첫아이에 대한 이야기로 돌아가 보자. 첫아이는 둘째가 태어나기 전까지 동료나 경쟁자 없는 외동이로 자란다. 이는 첫아이가 통념처럼 독불장군 같은 외동이 기질을 가진 아이로 자랄 수도, 동생보다 수준 높은 롤 모델(부모)을 보고 배워 여러 가지 능력이 뛰어난 아이로 자랄 수도 있음을 뜻한다.

만약 부정적인 의미의 외동이 기질을 듬뿍 가진 채 동생을 맞이한다면 아이는 엄청난 상실감에 빠질 것이고, 부모를 비롯한 주변의 시선을 다시 독차지하기 위해 노력하면서 또 다른 성격을 만들어 갈 것이다. 이때에도 부모의 양육 방식은 결정적이다. 아이는 믿음직스러운 맏이가 될 수도, 혹은 고집스러운 맏이로 자랄 수도 있다. 여기서 세 자매를 키운 친구의 이야기를 더 들어보자.

"둘째 낳았을 때만 해도 떼보에 수다쟁이에 말썽꾸러기더니 셋째 낳고 난 뒤에는 제 아빠랑 똑같아졌어. 말수도 적어지고 제법 의젓해. 내가 둘째랑 셋째 보느라 아빠가 많이 챙겨 줬는데 그래서 닮아진 건가? 아무튼 참 다행이다 싶어."

### 두 가지 경험은 아이 품성을 더 살찌운다

첫아이가 맏이이자 외동이인 특성을 동시에 갖는 것은 결코 걱정할 만한 일이 아니다. 첫아이에게 나타나는 다양한 면모는 오히려 더 많은 기회와 가능성을 가졌음을 의미한다. 엄마는 이 무한한 가능성을 가진 첫아이가 자신의 능력을 극대화하고 품성 좋은 아이로 자랄 수 있도록 올바른 양육 태도를 견지하기 위해 노력하면 된다.

다만 첫아이는 육아 경험이 없는 초보 엄마를 둔 까닭에, 이래저래 몸과 마음이 고달파지는 시행착오를 상대적으로 많이 겪게 될 것이므로 엄마는 육아 공부를 좀 더 열심히 할 필요가 있다. 너무 엄마 욕심만 내세우지 말고 아이의 상태를 항상 잘 살피고 헤아리는 자세도 필요하겠다.

만약 둘째를 낳을 생각이 없다면 외동이에게 부족하기 쉬운 사회성을 길러주기 위해 장기적인 플랜을 세워야 한다. 이는 일찍부터 놀이방에 보내라는 뜻은 아니다. 또래들을 접하는 것은 사회성을 기르는 좋은 수단이지만, 아이가 또래와 적극적인 관계를 맺으려면 적어도 4~5세는 되어야 하기 때문에 기대만큼의 효과가 나타나지는 않는다. 그보다는 평소 생활 교육이 더 중요하다. 뭐든 엄마가 다 해결해 주려고 하지 말고 작은 일이라도 아이 스스로 하도록 유도하고, 일상에서부터 나누고 양보하도록 가르치는 것이다.

맏이나 막내 등 출생 순서에 따른 성격에 대해 규정한 아들러의 이론을 반박하고 보다 세밀하게 다듬은 클리프 아이잭슨의 이론 중에 내가 좋아하는 부분이 있다. 그것은 외적인 서열보다 심리적인 출생 순서가 더 중요하다는 주장이다. 첫아이에게 주어지는 외적인 조건은 중요하지 않다. 아이는 말 그대로 '엄마 하기 나름'이기 때문이다.

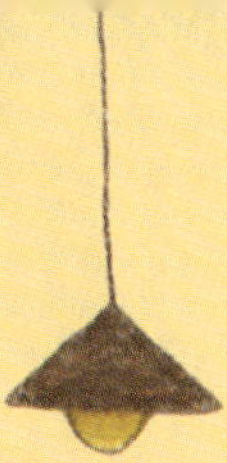

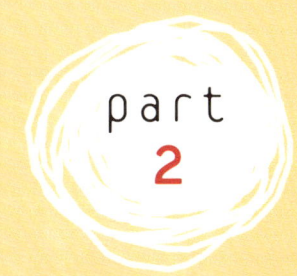

# 똑똑한 엄마보다
# 현명한 엄마가 되라

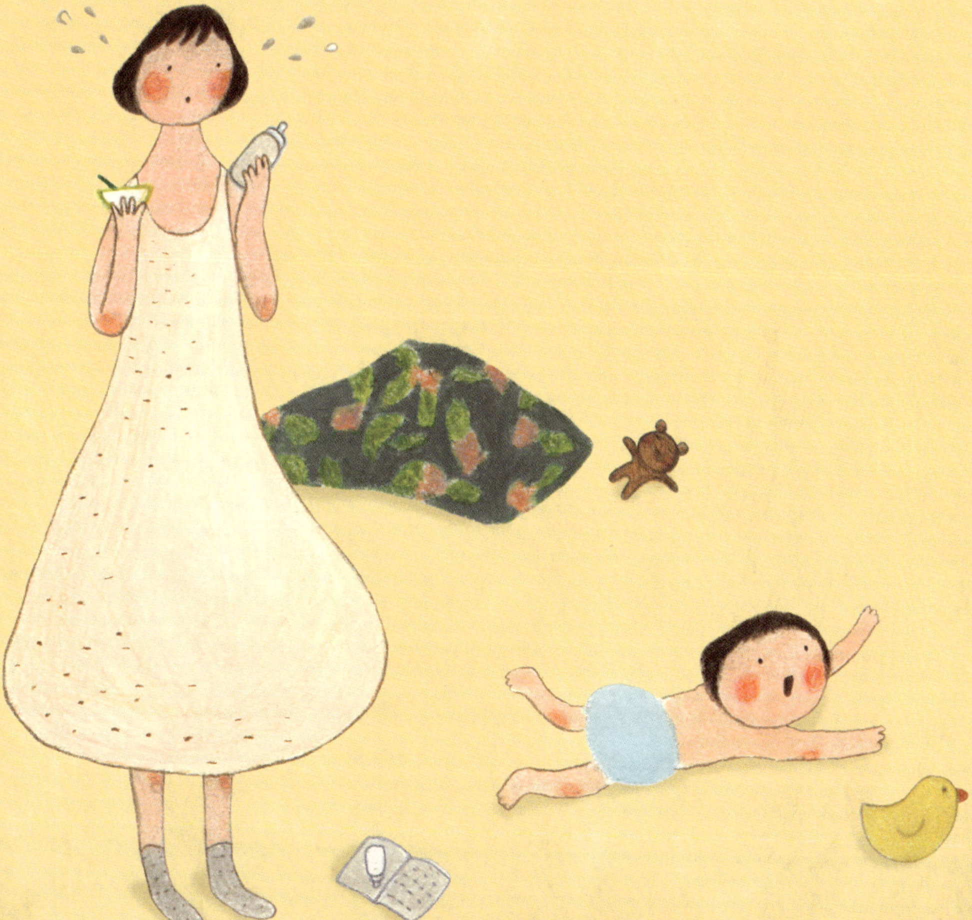

# 만만해 보이는
# 엄마 사회에도 룰이 있다

시대가 바뀌어서 주부들이 편한 세상이 되었다지만, 육아 환경은 그렇지 못한 것 같다. 핵가족화 현상으로 층층시하 며느리 설움은 사라졌지만 대가족 집안에 넘쳐나던 육아 도우미들도 함께 사라졌고, 여성의 사회 진출 확대로 맞벌이하는 주부들이 많아졌지만 보육 여건은 그에 미치지 못하고 있기 때문이다.

게다가 개인주의적인 성향이 팽배하면서 옆집에 누가 사는지 모르는 게 당연한 현실이 되고 보니 엄마들은 적극적으로 이웃 사회를 만들지 않는 한 귀양살이를 하듯 고립된 채 '혼자' 아이를 키울 수밖에 없다. 물론 이런 현실은 첫아이를 키우는 엄마들에겐 더 큰 고충으로 다가온다. 가뜩이나 경험과 정보가 부족한데 도움이나 위로를 받을 마땅한 창구가 없으니 외롭고 답답한 것은 당연한 일!

## 지식이 해결해 주지 못하는 육아 문제들

직장 생활을 핑계로 '지역 사회'와 등지고 살았던 나의 경우는 더 심했다. 간만에 휴가를 내 아이와 함께 산책을 나가도 아는 척하는 이 하나 없고, 아이를 들쳐 업고 응급실로 내달릴 때에도 택시 불러줄 사람 하나 없었으며, 아이 이야기로 마음껏 수다 꽃을 피울 아줌마 친구 조차 없었다. 가끔 외롭고 적적할 때는 먼 거리를 마다 않고 달려가 옛 친구들을 만나기도 했지만, 결혼을 하지 않았거나 아이가 없는 친구들과의 대화는 늘 뒷맛이 공허했다.

그래서 더 열심히 육아책만 읽어댔던 것 같다. 도움 받을 곳이 없으니 방법이 있으랴. 스스로 전문가가 되는 수밖에. 문제는 육아책 역시 공허하긴 마찬가지였다는 사실이다. 어떤 육아책도 우리 동네 어린이 집 가운데 좋은 곳이 어디인지, 하루 중 몇 시에 놀이터에 나가야 우리 아이가 또래들과 어울릴 수 있는지, 아기 옷은 어디를 가야 싸게 살 수 있는지 가르쳐 주지 않았다. 아이에겐 친구가 필요하고 면옷이 좋다는 것은 알겠는데 정작 아기와 함께 살면서 필요한 시시콜콜한 정보는 알 도리가 없었다.

그러던 어느 날이었다. 나는 백화점 쉼터에서 우연히 우리 아이가 다니는 놀이방의 문제점에 대해 듣게 되었다. 눈이 휘둥그레진 나는 바싹 다가앉아 낯선 아기 엄마들의 대화를 귀동냥했다. 그저 우리 아이가 잘 놀다 오는 곳이려니 생각했던 놀이방에 대해 내가 미처 알지 못했던 정보들이 쏟아졌다. 그리고 이를 계기로 나는 새삼 책에서 읽은 교훈만으로는 아이를 잘 키울 수 없다는 사실을 깨달았다. 아, 이젠 어떻게 해야 하나. 어떡해서든 이 난국을 타개해야 하는데…. 나는 속으로 궁리를 거듭하다 작심을 했다. 그래, 나도 엄마 친구를 만들어보자!

나름의 작전을 짜고 놀이터를 서성대기를 며칠, 드디어 눈인사로 얼굴을 익힌 한 엄마에게 말을 걸었다. 마치 사랑을 고백하는 소년처럼 수줍게. 다행이 그녀는 푸근한 외모만큼이나 매우 친절한 사람이었다. 우리 집에서 차 한 잔을 마신 뒤엔 격주에 한 번씩 아이에게 그림책을 읽어주는 모임에 끼워주기까지 했다. 드디어 나도 엄마 사회에 진입하게 된다는 사실에 흥분이 되기 시작했다. 그림책 읽기 모임이 있던 날, 나는 월차 휴가까지 내어 그녀의 집으로 달려갔다.

### 육아, 편히 하려면 대문부터 열어라

"안녕하세요? 저는 김아무개입니다."

소개를 마친 뒤 나는 갑자기 눈앞이 아득해졌다. 아니, 내가 지금 무슨 소리를 한 거야? 의아해 하는 엄마들의 시선이 못처럼 따갑게 느껴졌다. 그러고는 아주 잠깐, 어색한 침묵이 흘렀다. 한 엄마가 "아하, ○○이 엄마 이름이 김아무개구나~" 하자 침묵을 깨는 웃음이 와르르 쏟아졌다. 직장에서의 습관대로 인사를 한 나는 얼굴이 홍당무처럼 달아올랐다. ○○이 엄마와 김아무개도 구분 못하다니… 이런 바보 같은! 그 후로도 나는 엄마들과의 소통에서 웃지 못할 해프닝을 몇 차례 만들어낸 뒤 동창이나 직장 동료가 아닌 '엄마 친구' 들을 갖게 되었다.

엄마 친구들이 생기자 외로움이나 공허감은 한결 덜해졌다. 마치 연애를 시작한 숫처녀처럼 사뭇 들뜨는 기분도 들었다. 하지만 별로 친해지고 싶지 않은 이와 어울려야 하는 부담은 어디에든 있는 법. 저 엄마의 아이는 걸핏하면 우리 애를 때려서 달갑지 않은데, 저 엄마는 한번 자리에 앉으면 끼니때가 되어도 일어날 생각을 안 하는데, 또 저 엄마는 입만 열면 다른 사람 흉만 보는데…. 엄마 사회에 편입해서 좋았던 날은 쏜살처럼 흘러가버리고 자꾸만 불편한 일들이 생겨났다.

설상가상 나는 여전히 다른 엄마들과 완전히 섞이지 못했다. 다른 엄마들은 끼리끼리 참 친한데, 나와의 관계에서는 뭔가 부족함이 느껴졌다. 아무리 친절을 듬뿍 담아 말을 건네도 돌아오는 답에는 온기가 덜했다. 내 얼굴에 미운 털이라도 박혔나? 그것이 아니라면 혹시 내가 직장 다닌다고 따돌리는 건가? 마음이 샐쭉 돌아앉으려는 즈음, 에둘러 말한 나의 고민을 듣고 놀이터에서 만났던 엄마가 이렇게 말했다.

"에이, ○○이 엄마가 좀 가리는 편이잖아."

다시 눈앞이 아득해졌다. 내가…… 좀…… 가린다고?

"○○이 엄마는 집에 놀러오라 소리 잘 안 하잖아. 다른 엄마들 집에도 여간해선 안 가. 직장 다니느라 시간이 없어서 그렇겠지만, ○○이 엄마 하고는 너무 오가는 게 없어. 그러니 다른 엄마들이 멀게 느끼는 거야. 엄마들이야 서로 아쉬운 부탁 들어주면서 친해지잖아."

그랬다. 문제는 그것이었다. 나는 너무나 간단한 엄마 사회의 룰을 모르고 있었던 것이다. 받은 만큼 주고 준만큼 받는다는 것, 남의 아이에게 애정을 주지 않으면 내 아이도 사랑을 받지 못한다는 것, 내가 대문을 열지 않으면 다른 엄마도 대문을 열어주지 않는다는 것! 내가 그들을 진심으로 받아들이지 않았는데, 어찌 온전히 섞이길 기대하랴.

우리 풍속 중에 '품앗이'라는 게 있다. 농업 공동체 안에서 더불어 살았던 우리 민족이 '나누면 배가 된다'는 진리를 몸으로 보여준 미풍양속이다. 하지만 품앗이에도 지켜야 할 룰이 있다. 남의 밭에 김을 매 주어야 남도 내 밭을 매 준다는 룰이다. 남의 밭은 매지 않으면서 내 밭을 매주길 기대하는 것은 도둑 심보나 다름이 없다. 엄마 친구들과 더불어 육아 품앗이를 하려면, 그래서 육아의 짐을 덜고 위안을 얻으려면 내가 먼저 대문을 활짝 열어야 하는 것이다.


### 내성적인 엄마가 내성적인 아이를 만든다

한 조사에 따르면, 자녀의 초등학교 취학을 앞둔 엄마들의 가장 큰 고민은 아이가 내성적이어서 학교 생활에 적응하지 못할까봐 염려하는 것이라고 한다. 그러는 한편, 엄마들은 백이면 백 아이가 좀 더 외향적이고 활동적인 성격을 갖기를 기대한다.

그런데 여기서 생각해 봐야 할 것은 엄마가 내성적이면 아이도 내성적인 성격을 갖게 될 확률이 높다는 사실이다. 이는 내성적인 성격이 유전적 소인에 의해 타고난다는 뜻이 아니다. 오히려 엄마가 조성하는 내성적인 환경에 의해 아이의 성격이 내성적으로 길러진다는 것을 의미한다.

아이가 다양한 자극을 받으며 사회성 있는 인재로 자라길 바라는 엄마라면, 그에 더해 육아의 어려움을 나눌 동지를 얻고자 한다면 엄마가 먼저 대문을 활짝 열고 사회로 나아가야 한다. 이미 핵가족 단위로 변화한 지 오래된 우리 사회에서는 이웃이야말로 핵가족 사회가 가진 단점을 보완해 줄 훌륭한 매개체다. 게다가 이웃은 엄마에게도 큰 선물을 준다. 가장 실질적인 육아 정보를 얻는 창구이자 옛 친구보다 가까운 조력자가 되어 주는 것이다.

물론 거기에는 책임과 희생이 따를 것이다. 나의 스케줄을 바꿔야 하거나, 마음에 없는 덕담을 건네야 하거나, 사생활을 침해받는 일 등이 되레 자신을 스트레스의 구덩이에 빠트릴 수도 있다. 하지만 생각해 보면 우리가 진정 배워야 할 대인관계의 묘는 바로 거기에 있는 것이 아닌가 싶다. 앞으로 거둘 큰 열매를 위해 당장의 불편과 껄끄러움을 기꺼이 웃으며 감수하는 것. 그리하여 그 불편과 껄끄러움마저 즐길 줄 알게 되는 것. 이것이 바로 김아무개와 ○○이 엄마 사이에서 갈피를 잡지 못하던 내가 엄마 사회를 통해 배운 고마운 처세술이다.

# 밤낮이 바뀐 아기,
# 어떻게 바로 잡나

육아잡지 편집장으로 일할 때 엄마 독자들을 대상
으로 설문 조사를 한 적이 있었다. 조사의 내용은
주로 엄마들이 겪는 육아 트러블에 관한 것이었는데, 결과가 꽤 흥미
로웠다.

아기를 키우면서 가장 힘들었던 때가 언제였는지 묻는 질문에 거의
대부분의 엄마들은 '아기가 아플 때'라고 대답했다. 아기를 키워본 사
람이라면 절로 이해가 될 만한 대목이었다. 아프다고 표현도 못하는
아기가 고통으로 인해 울어댈 때, 엄마들 가슴은 타다 못해 숯이 되어
버린다. 약을 마음대로 먹일 수가 있나, 한껏 따뜻한 말을 건넨다고 위
로가 되길 하나, 그렇다고 대신 아파줄 수가 있나….

그런데 아기의 연령이 낮은 엄마들의 대답은 더욱 눈길을 끌었다.

생후 6개월 미만의 아기를 키우는 엄마들에게선 아픈 아기를 간호하는 일 못지않게 '밤낮이 바뀌어 겪는 고충'이라는 답변이 많이 나왔다. 밤엔 자고 낮엔 깨어 놀아야 할 아기가 정반대로 생활하는 탓에 시중을 드는 일이 여간 고달픈 것이 아니라는 것이다.

### 낮엔 실컷 자고 밤에 깨어 노는 아기들

"내 얼굴 너무 부석부석하지? 어젯밤에 한숨도 못 잤거든. 예방접종하고 나서 좀 앓더니 애가 밤낮이 완전히 바뀌었지 뭐야. 해가 중천에 뜨면 씩씩 자다가 열두 시 땡 하는 소리만 들으면 눈이 반짝반짝해져서는 놀아달라고 보채. 한밤중에 애 울음소리 내는 집, 이해를 못했는데 이젠 입장이 바뀌었다니까."

이렇듯 밤낮이 바뀌는 소동이 시작되는 것은 대개 아기 엄마가 산후조리를 마칠 무렵이다. 아기는 생후 1~3개월을 기점으로 적어도 한 번 이상, 엄마는 물론이고 가족 모두의 생활 리듬을 흔들어 놓는다. 처음엔 스무 시간 이상을 렘수면 상태에서 지내느라 밤낮이 따로 없던 아기는 차츰 수면 간격을 넓히기 시작하는데, 이 과정에서 밤낮이 바뀌는 현상이 일어나는 것이다.

"새벽에 출근할 남편더러 봐달라고 할 수도 없고, 낮에는 집안일도 해야 하니 정말 죽을 지경이야. 며칠 동안 잠을 못 잤더니 이젠 만사가 귀찮은 거 있지. 젖을 먹이려면 나부터 잘 먹어야 하는데, 입맛도 없고 밥할 의욕도 없어. 그렇다고 부모님께 나 대신 밤 좀 새달라고 할 수도 없으니 이 노릇을 어쩌면 좋지?"

아기의 생활 리듬이 바뀌면 가장 고역인 사람은 역시 아기 엄마다. 아기 돌보는 일이나 집안일을 누군가 대신해 주지 않는 이상, 대부분의 엄마들이 육아와 가사 노동을 동시에 담당하기 때문에 이중삼중의 고통을 겪게 되는 것이다. 수면이 부족하거나 불규칙한 상태가 지속되면 엄마는 마음과 몸이 불안정한 상태에 놓이게 되어, 심하면 우울증에 시달릴 수도 있다.

그리고 이런 고통은 핵가족일수록, 남편이 육아나 가사에 비협조적일수록 심하다. 조부모가 함께 살거나 남편이 협조적이면 아기 엄마가 다소나마 짐을 덜어낼 여유가 생기고, 여유가 보장된 고통은 아무리 힘들어도 견딜 만한 법이다.

"나 힘든 것도 문제지만, 이 상태로 계속되면 혹시 아기 건강도 나빠질까봐 걱정이야. 아이들은 낮에 햇빛을 받으면서 커야 건강하다잖아. 그런데 우리 애는 형광등 빛만 신나게 보고 있으니…. 게다가 남들 다 자는 밤에 깨어 있어서 마음껏 놀아주지도 못해. 놀기는커녕 절반은 아예 울면서 보내지. 그나저나 왜 이렇게 밤낮이 바뀌는 거야?"


### 갓난아기의 생활 리듬이 불규칙한 이유

아기의 밤낮이 바뀌는 이유는 생각보다 간단하다. 아직 아기의 몸과 마음이 세상에 완전히 적응하지 못했기 때문이다.

엄마의 자궁을 벗어나 세상과 조우한 아기는 여러 차례, 경천동지할 변화를 겪게 된다. 그 첫 번째 변화는 바로 온갖 세균과 바이러스로 가득한 공기를 순도 100%의 폐로 걸러내는 일이다. 엄마라면 누구나 알고 있듯 아기는 엄마의 뱃속에서 탯줄을 통해 호흡하기 때문에 폐를 쓸 일이 없었다. 그러다 힘찬 울음과 함께 폐를 쓰기 시작하면 상당히 많은 에너지를 호흡에 쏟아 붓는다. 갓난아기가 배를 들썩거리며 숨을 쉬는 모양을 가만히 살펴보면 그 호흡이 얼마나 대단한 운동이요 노동인지 깨달을 수 있을 것이다.

다음은 폐로, 피부로, 입으로 마구 침투하는 세균과 바이러스들과 싸워야 하는 일이다. 어른들이야 그간의 삶을 통해 얻은 수많은 면역체들을 보유하고 있지만, 아기는 이제부터 온갖 병원체들과 싸우며 우군을 만들어 가야 하는 처지다. 때로는 모체로부터 물려받은 면역체와 예방접종 등의 도움을 받으며 아기는 끊임없이 전쟁을 벌이느라 일 분일 초가 힘겹다.

뿐만이 아니다. 아기는 세상의 온갖 자극에 반응하는 법도 배워야 한다. 코를 자극하는 낯선 냄새들, 귀를 자극하는 커다란 소리들, 눈꺼풀까지 통과하는 강렬한 빛들, 그리고 피부에 닿는 묘한 감촉들까지 세상은 온통 이상한 것 천지다. 난생 처음 받아들인 음식물(젖)도 낯설긴 마찬가지다. 본능적으로 받아들인 젖은 신체 기관들에게 제 소임을 알려주며 자리를 잡게 해준다.

아기에게 엄청난 변화로 느껴지는 것들은 이밖에도 많다. 그러나 너무 걱정하거나 안쓰러워 할 필요는 없다. 아기는 수 천 년에 걸쳐 인간의 몸에 프로그래밍되어진 능력을 바탕으로 이 힘겨운 과제들을 아주 잘 해낸다. 그것도 불과 몇 달 만에!

다만, 아기는 인간으로 살기 위해 기본기를 갖추는 동안 약간의 자극에도 엉뚱한 반응을 보일 수 있다. 그 대표적인 예가 바로 밤낮이 바뀌는 일인 것이다. 감기를 앓거나, 예방접종을 하거나, 외부 환경에 변화가 생기거나, 심지어 아무런 이유 없이 아기는 리듬을 바꾼다. 하지만 그 역시 오래가진 않는다. 아기는 부모가 보여주는 대로 인간이 어떻게 생활해야 하는지를 배워갈 것이기 때문이다.

### 바뀐 생활 리듬 바로잡기

자, 그럼 이제는 아기의 바뀐 생활 리듬을 하루 빨리 되돌릴 방법에 대해 고민해 보자. 월령이 어린 아기는 불완전하기는 해도 부모가 신경 써 보살핀다면 오래지 않아 본래의 궤도를 찾아간다.

먼저 밤에 잘 수 있는 환경을 갖추고 있는지 돌아보자. 거슬리는 소음은 없는지, 아기가 자는 방안의 온도와 습도는 적당한지, 이불과 요는 불편하지 않은지, 지나치게 밝거나 어둡지는 않은지 등. 일반적으로 아기의 수면에 도움이 되는 환경이란 조용하고 아늑하며 따뜻한 곳을 말한다. 아울러 요는 지나치게 푹신한 것보다는 딱딱하지 않은 정도가 알맞다. 푹신한 요는 엎드려 자는 아기의 호흡을 방해해 영아 돌연사 증후군의 주범으로도 지목되고 있으니 피하는 게 좋겠다.

다음으로는 아기에게 미처 생각지 못했던 불편 요소가 있는지 살펴봐야 한다. 옷이 너무 조이지는 않는지, 베개가 너무 높지는 않은지, 기저귀가 젖어 있지는 않은지 등. 나의 한 친구는 아기가 밤만 되면 울어대서 이상하게 여기며 살피다 정말이지 아찔한 경험을 했다고 고백한 적이 있다. 그는 밤과 낮을 구분해서 잠자리를 준비했는데, 뒤늦게 아기 베게에서 딱딱하게 말라붙은 밥풀을 발견했다. 밤마다 딱딱한 밥풀이 뒤통수를 찔러댔으니 아기가 우는 것은 너무나 당연했던 것이다.

전문가나 선배 엄마들은 아기를 재우고 싶은 시각으로부터 1시간쯤 전에 따끈한 물로 목욕을 시키고 젖을 배불리 먹일 것을 권하기도 한다. 목욕은 아기에게 제법 에너지 소모가 많은 운동 효과를 내기 때문에 배만 든든해지면 기분 좋은 피로감에 숙면할 수 있다는 것이다. 그리고 적어도 밤에 자는 동안에는 일회용 기저귀를 채우는 것도 좋다. 천기저귀는 한번 젖으면 금세 축축하고 차가워서 아기의 잠을 깨우기 때문이다.

그러나 이 모든 방법을 동원해도 아기는 여전히 한밤중에 깨어 엄마를 힘들게 할지도 모른다. 월령 어린 아기가 앓는 병 가운데 '영아산통'이라는 것이 있는데, 아기의 장기가 미숙해 생기는 이 병에는 딱히 치료약이 없다. 최고의 처방이란 그저 배앓이를 할 때 따뜻한 손으로 배를 쓸어주거나 시간이 흘러 아기의 장기가 성숙해지기를 기다리는 것뿐. 아기의 바뀐 생활 리듬도 영아산통과 다르지 않다. 집안일까지 완벽하게 잘 해내겠다는 부담은 버리고 아기와 함께 자고 깨며 느긋하게 기다리는 것도 좋은 해결 방법이 될 것이다.

# 프리미엄 분유를 먹이면 더 튼튼해질까?

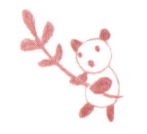
몇 해 전부터 우리 사회에는 모유수유 바람이 불고 있다. 뜻있는 병원과 시민단체의 오랜 노력이 결실을 거두고 있는 것이다. 그러나 많은 변화에도 불구하고 아직은 만족할 만한 수준은 아니라고 한다. 한국보건사회연구원이 조사한 통계에 따르면 우리나라 산모의 모유수유율은 24.2%로, 네 명 중 한 명 정도가 모유를 먹이고 있다. 불과 3~4년 전만 해도 16.5%로 세계 꼴찌 수준이었던 것을 생각하면 짧은 시간에 큰 성과를 거두었다고도 볼 수 있겠다.

그런데 의아한 점은 늘어나는 모유수유율에 비례하여 분유의 종류도 늘어나고 있다는 사실이다. 대형 마트의 분유 코너를 가면 무엇을 집어야 할지 당황스러울 정도로 다양한 제품들이 저마다 최고임을 내세우며 진열되어 있다. 심지어 한 회사에서 출시된 제품이면서도 고객들의 눈길을 사로잡기 위해 경쟁을 벌이기도 한다. 직장 여성을 제외하면 모유수유율이 40%를 넘어서고 있다는 지금, 이 어울리지 않는 두 현상을 어떻게 이해해야 할까?


### 아직도 아기에게 분유를 권하는 사회

우리 딸아이는 프리미엄 분유 세대다. 지금 시중에 나오는 프리미엄 분유와 비교할 정도는 아니지만, 유업체에서 사실상 처음으로 내놓은 '비싼 분유'를 먹고 자랐다. 유선염을 앓느라 제대로 모유수유를 할 수 없었던 나는 때마침 출시된 프리미엄 분유가 무척 반가웠다. 모유를 먹이지 못한 미안함을 비싼 값으로나마 보상해 줄 수 있을 것이라는 기대 때문이었다.

당시만 해도 나는 모유수유의 중요성에 대해 제대로 알지 못했다. 모유수유란 하면 좋지만 설령 지키지 못한다고 해도 크게 나쁘지 않은 고리타분한 원칙 같은 것이었다. 의료인들의 인식 수준도 별반 다르지는 않았다. 병원에서는 산모가 채 젖을 물리기도 전에 제멋대로 아기에게 분유를 먹였다. 퇴원한 이후 갑자기 분유를 바꾸면 안 된다는 친절한 설명까지 곁들이면서! 그러니 완벽한 영양 조성을 자랑한다는 고급 분유를 먹인다면 오히려 아기에게 좋을 것이라 생각하는 것이 무리는 아니었다.

요즘은 이런 풍경을 찾아보기가 힘들지만, 그렇다고 분유를 권하는 사회 분위기가 완전히 해소되지도 못했다. 특히 TV로 보는 유아용 조제식 광고는 얼마나 멋지고 아름다운지, 마흔이 넘은 나이에 마치 마술에라도 걸린 듯 늦둥이 생각까지 하게 만든다. 고급 분유를 사고 싶어 늦둥이 출산을 고려한다면 딱 정신 나간 사람 취급을 받을 일이지만, 그만큼 광고가 주는 영향은 깊고 크다.

그런데 이쯤에서 짚고 넘어가야 할 문제가 있다. 육아잡지 편집장을 하면서 알게 된 사실인데(지금은 공공연한 비밀로 알려졌지만), 그것은 바로 유업체가 분유를 홍보하는 기발한 방법이다. 우리 사회에서는 어떤 방식으로든 분유를 광고할 수 없도록 법으로 금하고 있다. 이 때문에 유업체는 사실상 매출에 도움이 되지 않는 조제식(이유식이나 간식 개념의 가루 식품)을 만들어 주력 상품인 양 광고한다. 그리고는 절대로 광고를 하면 안 되는 분유 제품에 조제식과 거의 똑같은 포장을 입혀 시장에 내놓는다.

소비자들 중 상당수는 각종 매체를 통해 본 조제식과 분유를 구분하지 못한다. 내가 본 광고가 조제식이 아니라 분유였다고 착각하는 것이다. 어떻게 그런 게 가능하냐고? 비웃지 마시라! 같은 옷을 입고 번호표(월령에 따른 단계를 표시하는 숫자)만 달리 들고 서 있으면 누구든 혼동에 빠지기 쉽다. 그리고 소비자가 하는 이 착각이 유업체가 노리는 궁극의 홍보 효과다. 유업체는 다른 제품으로 마음껏 분유를 홍보하고, 아기 엄마들은 광고에 흠뻑 빠져 분유에 대한 판타지를 갖게 되는 것이다.

## 나날이 비싸지는 분유, 제값은 하는 걸까?

모유수유 캠페인을 통해 이젠 모유의 우수성에 대해 모르는 산모는 거의 없다. 모유는 아기가 어른과 다름없이 밥과 반찬을 먹게 되기까지 필요한 모든 영양을 공급해 준다. 특히 모유는 자궁에서는 필요치 않았던 면역 성분이 풍부해서 아기가 세상에 나와 좀 더 수월하게 적응하도록 힘을 보태준다. 흔히 분유와 비교할 수 없는 모유의 장점 가운데 면역 성분을 꼽는 것도 이 때문이다. 게다가 모유는 거부 반응, 즉 알레르기 현상을 거의 일으키지 않고 완벽하게 흡수된다. 선천적으로 유당을 소화하지 못하는 경우가 아니라면 모유는 '신의 레시피로 만들어진 요리' 답게 아기에게 최적의 음식이 되는 것이다.

그렇다면 분유는 어떤 식품일까? 의외로 분유에 대해 잘 모르는 아기 엄마들이 많은데, 분유는 단순히 '가루로 만든 소의 젖'은 아니다. 분유의 성분 가운데 대부분은 우유(牛乳)로 구성되지만 모유의 영양 조성에 가깝도록 특정 영양을 첨가해 조제한다. 수치로만 보면 분유가 모유보다 고농도 영양지수를 갖는 것도 이 때문이다. 물론 분유의 레시피는 유업체마다 조금씩 다르다. 유업체들은 수십 년 간의 오랜 연구를 거쳐 나름의 레시피를 개발해 냈다. 이를 근거로 자사의 제품이 더 좋다며 경쟁을 벌이는 것이다.

프리미엄 분유는 이전 제품보다 품질을 개선한 것을 가리킨다. 오염되지 않은 청정 지역에서 풀을 뜯으며 자란 소에게서 원유를 얻는다거나, 소의 초유에서 추출한 면역 성분을 강화한다거나, 아기의 장에서 트러블을 일으키지 않도록 특별한 처리를 하는 식이다. 엄마 젖에서도 환경호르몬이 검출된다는 요즘 세상에 유기농 원유를 쓴다, 출산 후 한 달이면 끝나는 면역 에센스(초유)를 계속 먹일 수 있다, 혹시 모를 우유 알레르기 걱정까지 덜어준다…. 설명만 듣고 보면 분유에 대해 판타지를 가질 만하다. 이 정도라면 비싼 값을 치르고라도 먹일 만하지 않은가!

이 궁금증에 대한 답은 전에 만났던 소아과 의사와의 이야기를 통해 유추해 보자. 잡지를 만들 때 종종 자문을 해 주었던 그는 의학자로서 분유에 대한 솔직한 소견을 묻는 나에게 이렇게 이야기했다.

"기본적으로 분유는 어떤 것을 먹여도 큰 차이가 없다. 만약 분유 제품마다 아기에게 다른 결과가 나타났다면, 그것은 사회적으로도 굉장히 큰 문제를 야기하지 않았겠는가. 분유의 품질을 높이기 위한 유업체의 노력은 의미가 있고 또 필요한 것이지만, 값의 차이로 인해 아기 건강과 성장에 끼치는 결정적인 영향은 없다고 해도 무방하다. 그런 의미에서 보면 프리미엄 분유란 아기보다는 엄마를 위한 것이다."

### 아기에게 필요한 건 '프리미엄'이 아니다

요즘엔 무엇이든 값이 비싸야 잘 팔린다고 한다. 품질의 차이는 별로 없어도 '프리미엄'이라는 문구만 붙으면 당장 매출 실적이 달라진다는 것이 영업 사원들의 말이다. 고급 상품을 좋아하는 현상을 긍정적인 눈으로 보면 우리 사회가 그만큼 먹고살만해졌다는 반증일 것이다. 가난한 시절엔 허기를 막아주는 것이 곧 프리미엄이었지만, 가난을 면한 뒤에는 그 내용이 달라질 수밖에 없는 것이다.

더 좋은 것, 더 비싼 것에 대한 허기는 단연, 아기를 위한 상품을 고를 때 최고조를 이룬다. 지갑 사정만 허락한다면, 아니 형편이 여의치 않아 빚을 지더라도 아기에게만큼은 최고의 것을 주고 싶은 것이 부모 마음이다. 누군들 그런 부모 마음을 허영이나 사치로 폄하할 수 있을까! 하지만 그런 수고와 노력이 아직도 바닥 수준인 모유수유율을 끌어올리는 데 쓰이지 않는 것은 분명 문제가 있다. 프리미엄 분유를 고르기 이전에 모유수유에 대한 노력을 좀 더 기울여야 한다는 것이다.

물론 나는 주변 상황을 고려하지 않은 채 모유수유만을 강요하는 분위기에는 동의하지 않는다. 나는 직장에서 남의 이목을 피해가며 퉁퉁 분 젖을 짜는 고통을 누구보다 잘 알고 있다. 아울러 늘 끈적끈적한 브래지어가 주는 찜찜한 기분과 온몸이 쑤시고 저리는 젖몸살, 그리고 수시로 모유를 먹이기 위해 한밤중에도 조각 잠을 자야 하는 고통 역시 이해한다. 따라서 누군가에겐 행복을 가져다주는 모유수유가 자신에겐 우울증만을 안겨 준다면 과감하게 모유수유를 포기하라고 권하기도 한다.

만약 어쩔 수 없이 모유를 먹이지 못해 다른 무언가로 보상하고 싶은 마음이 든다면, 분유 수유라도 제대로 하도록 노력하자. 아기가 엄마의 심장소리를 들으며 안정감을 느낄 수 있도록 매번 품에 안고 먹이고, 부족한 스킨십을 보충하기 위해 아기와 살을 맞대고 더 많이 놀아주며(욕조 목욕도 좋다), 아기 용품과 집안 환경을 쾌적하게 관리하는데 힘쓰는 것이다. 단언컨대, 분유를 '제대로' 먹이는 일은 모유를 먹이는 일보다 결코 만만하지 않다. 그리고 프리미엄 분유보다 아기에게 필요한 것이 바로 이 만만치 않은 엄마의 노력이다.

# 열심히 삶고 끓이면 좋은 엄마가 된다?

빨래하길 좋아하는 엄마가 있다. 이 엄마는 때가 조금이라도 묻은 것이 눈에 띄면 그것이 무엇이든 일단 빨고 본다. 고양이도, 개도, 닭도, 구두도, 슬리퍼도…. 심지어 도깨비까지 깨끗하게 빨아서 빨랫줄에 넌다. 얼마나 '심하게' 빨았는지 도깨비 얼굴엔 눈코입이 사라졌을 정도다.

다행이 아이들이 크레용으로 눈코입을 예쁘게 그려주어 제 모습을 찾은 도깨비는 깨끗해진 자신의 모습이 만족스러워서 이 빨래 잘하는 엄마에 대해 소문을 낸다. 그리고 소문을 접한 도깨비들이 자기도 깨끗하게 빨아달라며 구름처럼 몰려든다. 아이들은 도깨비들을 보고 깜짝 놀란다. 그러나 엄마는 두 주먹을 불끈 쥐고 씩씩하게 외친다.

"좋아, 내게 맡겨!"

사토 와키코가 만든 그림책 『도깨비를 빨아버린 우리 엄마』의 줄거리다. 많은 전문가들로부터 호평을 받아 종종 추천 도서 목록에 오르곤 하는 이 그림책을 처음 읽었을 때, 나는 진짜 배꼽을 쥐고 웃었다. 굵은 팔뚝으로 닥치는 대로 빨아대는 모습이 어쩌면 그렇게 친숙하게 느껴지는지! 어릴 적에 친정엄마가 그랬고, 결혼한 뒤에는 시어머니가 그랬는데, 아기를 낳고 난 뒤에는 바로 내가 그림책 속의 엄마처럼 빨고 또 빨아댔다. 어디 빨기만 했을까! 세제 쏟아 붓고 이삼십 분을 팍팍 삶아대야 직성이 풀렸다.

### 하얗게 더 하얗게!

물론 아기 낳기 전에야 대충 씻고, 대충 빨고 살았다. 주부라면 누구나 다 공감하겠지만, 빨래 삶는 일은 정말 귀찮다. 빨래를 삶는 동안 뿜어져 나오는 습기 때문에 눅눅해지는 집안 공기도 싫고, 까딱하면 손을 델 수밖에 없는 위험천만한 과정을 거쳐야 하는 것도 마뜩찮다. 그래서 누레진 남편의 러닝셔츠를 보면서도 '다음에, 또 다음에…' 하고 미루다가, 도저히 못 봐주겠다 싶을 때면 마지못해 '빨래 삶는 ○○이'를 찾았다.

하지만 아기가 태어난 뒤엔 사정이 달라졌다. 손에 쥐면 부스러져서 없어질 것처럼 여린 아기가 접하는 것은 모두 위생 상태가 의심스러웠다. 배냇저고리와 기저귀와 타월 등을 빨고 삶으면서, 위생 상태에 대한 의구심을 해소하면서 차츰 나는 '빨래 박사'가 되어갔다.

신기한 것은 일단 빨고 삶는 일에 열중하다 보니 세탁물을 빨고 삶는 일에서 묘한 쾌감이 느껴졌다는 사실이다. 무엇보다 매일 빨고 삶은 세탁물의 촉감이나 빛깔이 주는 느낌이 아주 상쾌했다. 자주 빨거나 삶으면 옷감이 쉬 낡아버리긴 해도 빠닥빠닥 잘 마르고, 입은 뒤엔 비단처럼 부들부들해지며, 빛깔도 하얗다못해 형광빛이 돌아서 속이 시원했다.

빨래하는 기술도 나날이 늘어갔다. 나는 경험을 통해 세탁기 특성에 맞는 세탁 시간과 헹굼 횟수가 따로 있다는 것을, 기저귀는 간 즉시 대야에 수돗물을 콸콸 틀어서 오줌기를 뺀 뒤 빨아야 더 뽀얗게 된다는 것을, 요즘엔 면 가공품이 많아서 삶을 때 표백제를 넣으면 색이 변할 수 있으니 세탁비누를 잘라 넣어야 안전하다는 것을 알게 됐다. 세탁한 뒤 건조대에 널 때에는 손으로 일일이 제 모양을 잡아서 널어야 옷 수명이 오래 가고, 젖은 상태에서 살짝 다리미질을 한 뒤 널면 더 반듯하게 마른다는 사실도 마찬가지다.

하지만 빨래에 그렇듯 열중하면서 집착은 자꾸 확산되었다. 젖병이나 장난감을 씻고 소독하는 일도 빨래만큼 커다란 도전 과제가 된 것이다. 나는 젖병을 씻을 때 일반 세정제를 쓰지 않았다. B사에서 처음 출시된 소독용 세정제로 젖병을 씻고, 다시 열탕 소독을 했다. 전기 소독기를 쓰면 소독 후 습기가 맺히는 것이 싫어서 꼭 끓는 물에 직접 젖병을 끓인 뒤(그 덕분에 많이 우그러졌지만) 하나씩 건조시켰다. 그러다 젖병에서 나는 '뽀도독' 소리가 칭찬보다 달콤하고, 플라스틱 블록에서 반짝반짝 윤이 나야 세수한 듯한 느낌이 드는 지경에 이르렀다.

하루는 보다 못한 친정엄마가 핀잔을 주었다. 예전엔 게을러서 청소도 잘 하지 않던 애가 갑자기 유난을 떤다면서, 아이들도 적당히 더럽게 키워야 더 건강한 법이라면서…. 하지만 엄마의 핀잔은 귀에 들어오지 않았다. 지금이 어떤 시대인데, 적당히 더럽게 키운다는 논리가 통하겠는가 말이다.

### 소독보다 중요한 건 깨끗이 헹구는 것이다

딱 1년을 그렇게 빨고, 삶고, 끓이고 하면서 지냈다. 아무리 그래도 게으른 천성이 어디 가랴. 나는 급기야 지쳐버렸고 꾀가 났다. 열심히 집중해서 할 땐 몰랐는데, 꾀가 나니 '과연 얼마나 자주 삶고, 얼마나 자주 소독해야 하는지'에 대한 정확한 해답을 알 수 없는 것이 답답했다. 관련 도서나 자료를 아무리 뒤져보아도 명쾌한 답이 없었다. 적당히 게으름을 피우려고 해도 마땅한 명분(?)이 없었던 것이다.

그러던 차에 TV에 출연한 한 일본인 교수가 한국의 빨래 문화에 대해 이야기하는 것을 들었다. 그는 한국인 여자와 결혼해 살고 있는데, 처음 한국에 살 때 가장 곤혹스러웠던 것이 빨래 삶을 때 나는 특유의 냄새였다고 한다. 예전에는 일본에서도 세제를 넣고 빨래를 삶는 일이 매우 일반적이었는데, 차츰 좋은 세제가 보급되면서 지금은 찾아보기 어렵단다. 그는 빨래를 삶는 것이 대부분 '소독'이 목적이 아니라 '표백'에 있음을 지적하기도 했다. 깨끗하게 하기 위해서가 아니라 하얗게 만들기 위해 소독한다는 것이다.

빨래를 널며 TV를 보던 나는 피식 웃음이 나왔다. 맞는 말이었기 때문이다. 적어도 처음엔 소독하기 위해서였는데, 나 역시 나중엔 표백을 위해 삶고 또 삶았다. 아니 어쩌면 육아로 인한 스트레스를, 육아에 갇혀 답답하게만 느껴지는 나의 삶을 표백하기 위해서였는지도 모른다. 내가 삶고 끓이던 것이 하얘지거나 뽀도독 소리를 내면 비로소 내가 좋은 엄마, 괜찮은 엄마가 된 듯한 기분에 젖었다.

훗날 육아잡지 편집장으로 일하면서 나는 빨래나 소독에 대한 나름의 합리적인 결론을 찾아냈다. 전문가들은 아기 용품을 세탁할 때 가장 중요한 것이 삶는 것보다 세제 잔여물이 남지 않도록 깨끗이 헹구는 데 있다고 강조한다. 물론 그렇다고 소독 자체가 의미 없다고 이해하는 엄마들은 없으리라 믿는다. 아기 옷은 젖이나 배설물이 묻어 있는 경우가 많으므로 일주일에 한 번 이상은 맹물에 15분 이상 삶는 게 좋다. 젖병은 적어도 백일 전에는 매일, 그 이후라면 2~3일에 한 번 정도 소독하면 된다(물론 이마저도 엄마 자신의 주관과 상황에 따라 다르다).

다만 의외로 많은 아기 엄마들이 소독은 해도 헹구는 데에는 소홀한 경향이 있으므로 주의가 필요하다. 세제는 지구를 오염시키고 온갖 생물들을 병들게 만들 정도로 독한, 생활의 필요악이다. 그러니 아기 용품에 세제 잔여물이 남아 있으면 아기의 피부 건강에 해로울 수밖에 없다. 특히 아토피성 피부를 가진 아기에겐 매우 치명적이다. 환경 운동가들의 지적대로 세제를 많이 쓴다고 빨래가 잘 되는 것도 아니다. 세제를 과도하게 쓰면 환경을 오염시킬 뿐 아니라 헹구기도 그만큼 어렵고, 아기의 건강에 나쁜 영향을 줄 가능성만 커진다.

### 빨고, 삶고, 끓이는 별난 엄마들을 위하여

나는 요즘 빨래를 잘 삶지 않는다. 왜냐고? 그야 귀찮기 때문이다. 물론 그 옛날의 여린 아기가 이젠 많이 자라서 어느새 틴에이저가 되었기 때문이기도 하다. 딸아이는 저녁만 되면 까마귀사촌처럼 꼬질꼬질 더러워져서 돌아오기 때문에 세탁기 돌리는 일만으로도 바쁘다. 장마철에는 다음날 채 마르지도 않은 바지를 꿰어 입고 학교로 달려가기도 하는데, 그래도 참 건강하다. 열심히 삶고 끓여대던 그 옛날에는 하루가 멀다 하고 감기를 달고 살던 녀석이 말이다.

혹시 지금 이 순간, 내가 그랬듯이 마치 편집증 환자처럼 삶고 끓여대는 아기 엄마가 있다면 잠시 멈추고 생각해 보시라! 과연 지금 삶고 있는 것이 아기 옷인지, 아니면 엄마의 인생인지…. 그렇게 악착같이 삶지 않아도, 적어도 지금보다는 대충 삶아도 아기의 옷은 충분히 깨끗하고 하얗다. 또 엄마의 인생은 충분히 가치 있고 아름답다.

# 아기 이유식, 따로 만들지 마라

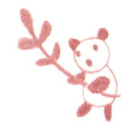 나는 아직도 아이에게 밥을 해 먹이는 게 어렵다. 초등학교 고학년인 딸아이는 매운 해물찜을 아빠보다 더 잘 먹을 정도로 훌쩍 자랐지만, 엄마인 나로서는 여전히 아이를 위한 밥상의 메뉴에 신경이 쓰인다. 다행이 딸아이는 '발 꼬락내'가 난다는 청국장을 제외하고는 그런대로 골고루, 잘 먹는 편이다. 문제는 내가 초보 시절이나 지금이나 여전히 실력 없는 요리사라는 점이다. 나는 엄마 경력 13년차에 접어들었건만 아직도 매일 마련해야 하는 밥상이 그렇게 고역일 수가 없다.

뭐, 그렇다고 우리 가족이 굶고 살거나 늘 맛없는 반찬만 먹고사는 것은 아니다. '썩어도 준치'라고, 왕년에 요리 잡지 기자도 한 몸이니 몇몇 요리쯤은 자신 있게 만들기도 한다. 하지만 아이 밥상을 책임진

다는 것은 음식을 맛있게 잘 만든다거나 근사한 요리를 만들 줄 안다거나 하는 것과는 또 다른 문제다.

### 이유식 좀 잘 만들어 보려다가 엄마 죽겠네~

앞서 고백한 바 있듯이 나는 준비 없이 엄마가 되었고, 그런 까닭에 아기 이유식을 어떻게 먹여야 하는지 도통 아는 바가 없었다. 그저 아는 것이라곤 육아에 관한 단행본 몇 권과 육아 잡지 몇 번 읽은 게 고작이었다. 지금 생각해도 어리석게 느껴지는 것은 그렇게 얄팍한 육아 지식을 가지고 어설픈 노력을 기울이느라 오히려 딸아이만 고생을 시켰다는 사실이다.

당시 내가 알고 있는 이유식에 대한 지식은 이랬다. 이유식은 4~5개월부터 시작하며, 처음엔 즙으로 출발해서 차츰 농도를 진하게 해 나간다. 딸아이가 4개월에 접어들 무렵, 나는 제일 만만한 귤즙을 만들어서 먹이기 시작했다. 목욕을 마친 뒤에 귤즙을 먹이면 딸아이는 정말 달고 시원한 듯 쪽쪽 빨아먹곤 해서, 그 모습을 보는 우리 부부를 흐뭇하게 만들었다. 내심 자신감이 붙은 나는 사과, 오렌지, 포도, 복숭아, 수박 등 당시 과일가게에 진열되는 과일은 모두 사다가 즙을 내어 먹였다.

그런 뒤엔 죽을 쑤어 먹였다. 그런데 웬일인지 과즙은 잘 먹던 딸아이가 죽은 그다지 좋아하지 않았다. 먹어라, 먹어라 권하면 마치 반항하듯 고개를 돌리기도 했다. 아이가 죽을 잘 받아먹지 않으니 내 머릿속에 구상해 놓았던 이유의 다음 단계로 나아가질 못했다. 즙을 먹으면 죽 단계로 잘 넘어간다는데, 왜 우리 아기는 죽을 잘 먹지 않는 걸까? 혹시 재료 때문인가 싶어 나는 매일 매일 다른 죽을 만들어 시도했다. 아침엔 청경채 콩소메를, 점심엔 브로콜리죽을, 저녁엔 게살 수프를…. 물론 메뉴는 요리책이나 육아책에 나온 것을 참고해서 영양 균형을 맞추어가며 짰다.

그런데 그렇게 매일 다양한 식단을 준비하다 보니 나는 점점 지치기 시작했다. 당시엔 직장을 잠시 그만두고 육아에만 전념하고 있었는데, 하루 종일 아이와 붙어 지내다 보니 정작 내 자신을 위한 끼니는 제대로 챙기질 않았다. 아이가 먹다 남은 이유식을 쓰레기 처리하듯 먹고 말거나, 장보러 나가는 길에 사온 순대나 만두로 허기를 채우는 게 고작이었다. 그런 생활이 지속되면서 체력은 자꾸 떨어졌고, 아이가 이유식 먹기를 그다지 좋아하지 않자 세상에서 제일 힘든 일이 아이와 함께 밥 먹는 일처럼 느껴졌다.

### 이유식을 포기하니 더 잘 먹기 시작한 아이

아무리 정성을 들여도 아이의 반응이 영 신통치 않으니, 나도 이유식 만들기가 싫어졌다. 하루에도 몇 번씩 '방앗간에 생쥐 드나들 듯' 단지 내 상가를 오가며 장을 보다가 그 횟수도 차츰 뜸해졌다. 한편으로는 자꾸 죄책감이 커졌다. 배가 축구공처럼 빵빵해지도록 분유를 먹는 아이를 보면, 내가 이유식을 잘 해 먹이지 않아서 배가 고픈 것처럼 보였고, 그것 때문에 온종일 기분이 우울해지기도 했다. 그런 판국에 남편이 무심코 "오늘은 이유식 준비 안 했어?" 하고 묻기라도 하면 갑자기 독기 서린 목소리로 화를 쏟아냈다. 이유식 만들기가 얼마나 힘든 줄 알아? 애가 뭘 먹어야 만들든지 말든지 하지!

나는 반쯤은 자포자기하는 심정으로 우리 부부가 먹는 음식들로 이유식을 대충 때우기 시작했다. 된장을 넣어 팔팔 끓인 배춧국을 먹고 나면, 그 국에 물을 더 부어 밥을 넣고 끓인 뒤 아이에게 먹였다. 생선을 구운 날엔 생선살을 발라 두었다가 끓여둔 다시마 육수에 밥을 넣고 다시 끓여서 먹이기도 했다.

그런데 웬일인지, 그동안 잘 먹지 않던 아이의 먹성이 갑자기 좋아지기 시작했다. 아이는 쩝쩝 소리까지 내며 죽을 받아먹었고, 내가 주방 싱크대 앞에 서기만 하면 엉금엉금 기어와 매달려서는 입맛 다시는 얼굴을 보여 주기도 했다.

아이가 죽을 잘 먹기 시작하자 나는 다시 즐겁게 장을 보러 다녔다. 장을 보는 품목은 전과 달리 우리 부부와 아이가 함께 먹을 수 있는 것을 동시에 고려해 고르게 되었다. 그렇게 하니 어른들의 밥상을 응용해 아이를 위한 밥상을 만들 수 있는 노하우도 하나둘씩 늘어갔다. 물론 전처럼 다양한 이유식 메뉴를 아이에게 선보일 수는 없었지만, 적어도 아이와 내가 동시에 행복한 식사 시간을 즐길 수 있었다.

## 이유식은 '영양식'이기 이전에 '훈련식'이다

인간은 누구나 음식을 통해 삶에 필요한 에너지와 영양을 얻는다. 아기도 마찬가지다. 처음엔 치아가 없고, 씹을 수 있을 만큼 턱을 움직이지도 못해서 젖이나 분유에 의존할 수밖에 없지만, 돌을 기점으로 어른처럼 밥과 반찬으로 끼니를 해결해야 한다. 이유식은 밥과 반찬을 잘 씹고 소화할 수 있도록 돕는 훈련 과정인 것이다. 그런데 종종 많은 초보 엄마들이 이런 이유식의 본래 목적을 잊어버리곤 한다.

그래서 범하기 쉬운 오류가 바로 이유식을 완벽한 한 끼 식사처럼 영양이 풍부한 것으로 준비해야 한다는 강박관념을 갖는 것이다. 다양한 재료로(이왕이면 값비싼 재료로) 다양한 식단을 준비해야 한다고 믿는 것도 결국은 '영양 제일주의'에 뿌리를 두고 있다. 젖이나 분유를 먹는 시기에는 젖이나 분유가 곧 최적의 영양을 공급해 주는 식품이고, 그 외의 것들은 모두 보조식에 지나지 않는다. 그렇다고 젖이나 분유만 먹여야 한다는 의미는 아니지만, 영양보다는 이유의 본래 목적에 충실해야 한다는 이야기다.

이유의 또 다른 목적은 아기가 여러 가지 음식에 적응하도록 돕는 것이다. 단, 여기에는 빠지기 쉬운 함정이 있다. 한꺼번에 여러 가지 음식을 주는 것은 결코 바람직하지 않다는 사실이다. 기지도 못하는 아기에게 걸으라고 요구할 수 없듯이, 아직 음식에 대해 모르는 아기에게 너무 많은 식품을 한꺼번에 주는 것도 엄마의 욕심이다.

한 번에 한 가지씩, 그것도 천천히 여유를 두고 먹이면 아기는 스스로 느긋하게 세상 음식과 먹는 행위에 적응해 간다. 전문가들은 비교적 알레르기 트러블이 적은 쌀부터 시작해 기타 곡류, 과일과 무른 채소, 고기, 질긴 채소 순으로 차근차근 종류를 늘려가며 먹이라고 권하고 있다.

### 특별한 것보다는 평범한 밥상에 열쇠가 있다

다시 10년 전의 이야기로 돌아가 보자. 그렇게 정성을 들여 만들어 줄 땐 잘 먹지 않던 아이가 '대충' 만들어 주면서부터 잘 먹게 된 이유는 무엇이었을까? 당시 내가 가장 잘못 생각했던 것은 이유식을 일찍 시작해서 이것저것 골고루 먹여야 좋다고 믿었던 점이다. 아울러 새콤달콤한 과일로 너무 자극적인 입맛에 길들인 것이나 값비싼 재료와 메뉴 개발에만 치중했던 점도 실패의 요인이었다. 아이도 일정한 '때' 가 되어야 잘 먹을 수 있고, 보잘 것 없는 메뉴라도 하나씩, 차근차근 주면 잘 먹게 된다는 걸 그땐 왜 몰랐는지!

딸아이는 지금도 된장국과 김치, 생선 구이만 있으면 밥 한 그릇을 뚝딱 비워낸다. 그런 딸아이를 보노라면 그 옛날에 희석한 '된장국죽'을 먹던 내 모습이 떠오르곤 한다. 이유식을 만들면서 온갖 스트레스는 다 짊어지고 살다가, 아이가 원하는 것은 '근사한 요리' 가 아니라 어른들과 다르지 않은 밥상이라는 걸 뒤늦게 깨달았던 내 모습을…. 아무쪼록 후배 엄마들은 엉뚱한 수고로 에너지만 낭비하는 일이 없기를 바란다. 이유식은 아이가 어른들과 함께 밥을 먹기 위한 훈련이며, 엄마들의 머리를 지끈거리게 만드는 메뉴 개발의 열쇠도 결국은 어른들의 밥상에 있다.

# 몸에 나쁜, 하지만 좋아하는 과자 끊기

몇 해 전 장안을 떠들썩하게 만들었던 모 고발 프로그램의 '과자의 공포' 시리즈 방영 후, 동생으로부터 전화가 왔다. 신생아 때부터 피부가 좋지 않아 늘 아토피를 염려하던 동생은 유난히 과자를 좋아하는 아이에게 과자를 계속 주어야 할지, 강제로 못 먹게 해야 할지 고민이라고 했다. 엄마 아빠는 물론 할머니 할아버지까지 두 손 두 발 들 정도로 고집불통인 조카 녀석에게 '과자 끊기'가 통할 거라고 믿는 눈치는 아니었지만, 몸에 해롭다는데 계속 주자니 마음이 불편했던 모양이다.

아이 키우는 일에 꽤 '털털한' 편에 속하는 동생마저 그렇듯 걱정하는 모습을 보면서 나는 방송의 위력을 새삼 실감했다. 불과 한 시간 남짓한 분량의 방송 프로그램 두어 편을 통해 대한민국에서 아이 키우는 엄마들 대부분이 황색 4호니, 안식향나트륨이니 하는 식품 첨가물의 유해성에 대해 알게 되지 않았던가. 물론 아이들의 먹을거리에 관심이 많은 엄마들은 이미 섭렵한 내용이었겠지만, 방송을 통해 처음 알게 된 엄마들에게는 그 충격이 대단했을 것이다.

### 도시 사는 아이들의 똥은 썩지도 않는다?

나도 그와 비슷한 충격을 받은 적이 있다. 육아잡지와 인연을 맺은 지 1년이 채 안 되었을 즈음, 대담 기사를 진행하면서였다. 당시 바른 먹을거리 운동을 펼치고 있던 모 단체에서 발행한 소식지와 자료집을 읽고 난 뒤 나는 식품의 유해성에 관한 정보가 좋은 기사거리가 되겠다 싶어서 연속으로 기획 기사와 대담 기사를 내보냈다.

대담 기사에는 단체의 간부와 『차라리 아이를 굶겨라』 집필에 참여했던 한 엄마, 그리고 바른 먹을거리에 관심이 높은 한의사 등이 대담자로 참석했다. 대담 진행은 당시 편집장이었던 내가 맡아서 했는데, 자료집이나 책을 읽을 때만 해도 그저 좋은 기사거리에 대한 관심 정도만 가졌던 나는 단체의 간부로부터 매우 충격적인 이야기를 들었다.

그는 얼마 전 회원들의 가족과 함께 농장에서 자연 체험 프로그램을 열었다고 했다. 그곳에서 아이들은 농부들을 만나 농사일에 직접 참여하거나 자신이 직접 눈 똥을 일주일 간 관찰하는 실험을 했는데 이상한 일이 벌어졌다. 생태계 순환의 원리를 배우려면 똥이 부패해야 하는데, 웬일인지 농장에서 자라는 아이들의 똥과 달리 도시 아이들의 똥은 일주일이 지나도 썩지 않았던 것이다.

그는 도시 아이들의 똥이 잘 썩지 않는 이유가 바로 다양한 식품에 첨가된 다양한 첨가물 때문이라고 했다. 시골 아이들에 비해 도시 아이들은 인스턴트식품을 비롯한 유해 식품을 접할 기회가 상대적으로 많아서 종종 이런 일이 벌어진다고도 했다. 우리가 접하는 대부분의 식품에는 보존성을 높이기 위해 여러 가지 첨가물(사실상 방부제 역할을 하는)을 잔뜩 넣는데, 그 음식을 많이 먹으면 똥도 잘 썩지 않는다는 것이다. 나는 어안이 벙벙했다. 똥이 잘 썩지도 않을 정도라면 우리는, 우리의 아이들은 얼마나 많은 방부제를 먹고 있단 말인가!

아마도 그때부터였을 것이다. 우리 집 식탁에 올리는 식품의 대부분을 유기농산물로 채우기 시작한 것이…. 할인마트나 아파트 단지 내 슈퍼에 가서 과자를 고를 때도 포장지에 기재된 식품 성분 표시부터 살폈다. 적색 2호, 적색 3호, 황색 4호, 황색 5호, 안식향산나트륨, 글루탐산나트륨…. 새삼 깨달은 사실이지만 과자를 비롯한 식품 대부분에 다양한 식품 첨가물들이 들어 있었다.

아는 게 병이라고, 식품의 유해성에 대해 꼼꼼히 공부하고 나니 아이에게 과자 한 봉지조차 사줄 수가 없었다. 그뿐이 아니다. 예쁜 사과 한 알이 얻어지는 과정에서도 농약이나 제초제 등 수십 가지의 화학약품이 뿌려진다는 사실을 알고는 아파트 단지 앞에 있는 단골 과일가게에도 갈 수가 없었다. 장을 보는 일 자체가 불가능해진 것이다.

## 유해 식품 근절을 위한 아이와의 전쟁

그런데 제대로 된 식품을 구하는 일보다 더 어려운 일이 있었다. 그것은 바로 아이와의 전쟁이었다. 어제까지만 해도 맛있게 먹던 과자를 빼앗고 맛없는 부침개나 먹으라고 하니 아이가 이해할 리가 있나! 달콤하고 짭짤한 주전부리가 그리운 아이는 혀를 빼물고 울어댔다. 아이가 보채는 정도가 심해지자 남편은 우리들 어렸을 때도 끔찍한 불량식품을 먹고 자랐지만 건강하게 잘 자랐다, 못 먹어서 받는 스트레스도 식품 첨가물 못지않게 나쁘다라며 핀잔을 주었다.

솔직히 남편의 지적에 수긍이 가기도 했다. 나 역시 알록달록한 불량식품을 꽤 좋아했지만 건강에 심각한 문제를 가져본 적은 없었다. 하지만 타협은 하지 않았다. 우리 세대에게 탈이 없었다고 해도, 나쁜 것을 뻔히 알면서 아이에게 독약을 건넬 수는 없지 않은가. 게다가 먹을거리가 지천에 널린 요즘 세상과 변변한 간식거리가 없었던 옛날을 비교하는 것은 어차피 이치에 맞지도 않았다. 당시만 해도 아이가 어려서 엄마가 주는 대로 먹는 때였으니 전쟁을 치르면서도 그럭저럭 내 의도대로 밥상이 만들어졌다.

결의는 굳었지만 '먹을거리 통제'는 그리 오래 가지 못했다. 우선 내 자신이 견디기 어려웠다. 부모가 먹는 것은 아이도 먹고 싶어 하기 마련이니 나부터 모범을 보여야 하는데, 바른 먹을거리 생활은 감옥살이처럼 갑갑했다. 가끔은 짭짤한 스낵이나 달콤한 아이스크림으로 심심한 입을 달래고, 시원한 콜라 한잔으로 목을 축이고 싶은 마음이 간절했다. 부모 체면에 아이 몰래 숨어서 먹을 수도 없어서 슬슬 아이와 타협을 하기 시작했다. "조금만 먹어야 돼!" 하고 괜한 엄포까지 놓으면서….

그런가 하면 본래 음식 솜씨가 썩 좋지 못한 데다 직장 생활을 하느라 시간 내기가 어려워서 제풀에 지치기도 했다. 아이에게서 유해한 간식을 빼앗고 나면, 그것을 대신할 만한 간식거리를 직접 만들어 주어야 하는데 그게 어디 쉬운가. 부침개나 찐 감자, 삶은 달걀, 직접 갈아서 만든 과일 셰이크, 과일즙으로 만든 셔벗 등 나름대로 아이디어를 짜내어 만들기는 했는데 그 정도 메뉴로는 매일 매일 감당하기가 어려웠다. 그래서 차츰 유기농 재료로 만들었다는 과자를 사들이기 시작했고, 그에서 나아가 첨가물이 비교적 적게 든 간식거리를 고르는 식으로 타협이 이루어졌다.

아이가 자라면서 나의 '통제권' 밖에 있는 시간이 많아진 것도 이유가 됐다. 친척이나 이웃집에 놀러 가면 너무 유난을 떠는 인상을 주기 싫어서 털털한 척 아무거나 먹이기도 했고, 어린이집을 다니고 초등학교에 진학하면서부터는 아이가 직접 구멍가게에서 '100원짜리 과자'를 사먹기도 했다. 심지어 초등학교 고학년이 되어서는 불량식품 사먹는다며 야단치는 엄마에게 "엄마 딸 건강하니까 걱정 붙들어 매슈." 하고 눙치는 지경에 이르렀다. 우리 집의 먹을거리 혁명이 그렇게 무너져 간 것이다.

## 당장 빼앗기보다 좋은 먹을거리를 준비해야

나는 엄마들에게 아이들의 건강에 유해한 식품을 걸러내는 일마저 대충하라고 권하고 싶지는 않다. 우리 사회에 바른 먹을거리 문화를 만드는 일이 얼마나 중요하고, 특히 그에 있어서 엄마들의 역할이 얼마나 중요한지에 대해 잘 알고 있기 때문이다. 다만, 아이가 식품 첨가물이 잔뜩 든 과자 한 조각 베어서 먹었다고 당장 지구가 두 동강 나는 것은 아니라고 위로하고 싶은 마음은 있다. 아이가 어릴수록 혹은 엄마 경력이 짧을수록 엄마들이 겪는 스트레스와 충격은 크게 마련이고, 전체를 보는 안목 없이는 현실을 직시하기가 더 어려운 탓이다.

나는 아이를 키우면서 엄마들이 가져야 할 가장 바람직한 자세는 모든 면에서 완벽한 엄마가 되려 하기보다는 자신이 할 수 있는 최선의 노력을 기울이는 것이라고 생각한다. 세상을 뜨겁게 달군 '과자 파동'만 해도 그렇다. 엄마들은 누구나 알고 있지 않나. 어차피 아이가 자라는 동안 유해하다고 알려진 모든 과자들을 근절할 수는 없다는 것을…. 물론 근절이 불가능하다고 해서 마음껏 먹게 놔두자는 의미는 아니다. 과자 한 조각을 놓고 전쟁을 벌이기보다는 최선을 다해 건강 먹을거리를 알아보고 준비하는 것이 더 현명하다는 것이다.

요즘도 우리 집 식탁에는 현미밥에 유기농 반찬들이 오른다. 적어도 끼니만큼은 무공해 건강식품들로 채우려고 애쓴 덕분이다. 그렇다고 아이가 건강식품만 먹는 것은 아니다. 우리 아이가 세상에서 제일 좋아하는 음식 1호는 바로 라면이고, 2호는 감자 스낵이다. 라면이나 스넉을 먹는 와중에 무공해 밥상이 무슨 소용이 있냐고 비판할 사람도 있겠지만, 나는 그렇게 생각지 않는다. 무공해 밥상 덕분에 조금이나마 유해 식품을 덜 먹게 된다면 그 얼마나 다행인가. 아이 손에서 당장 과자를 뺏는 대신 나는 그렇게 천천히 돌아가기로 했다.

# 젖병과 기저귀, 꼭 제 시기에 떼야 할까?

돌 지난 아기 엄마들이 가장 부러워하는 존재는? 젖병 뗀 아기를 둔 엄마다. 그럼, 두 돌 지난 아기 엄마들이 가장 부러워하는 존재는? 기저귀 뗀 아기를 둔 엄마다. 돌 무렵의 아기를 키우는 엄마들은 젖병이 밉고, 두 돌 무렵의 아기를 키우는 엄마들은 기저귀가 원망스럽다. 모든 엄마들에게 있어 젖병과 기저귀는 하루빨리 던져버리고 싶은 짐이자 굴레다.

그런데 아기 입장에서 본다면 이 '주었다 빼앗는' 과정이 기가 막힐 듯하다. 언제는 신주단지처럼 곁에 두다가 왜 저렇게 빼앗지 못해 안달인지! 나를 그렇게 사랑하고 아낀다면 내가 사랑하고 아끼는 것도 보전해 주어야 하는 게 아닌가 하고 말이다.

## 고시보다 어려운 젖병 떼기, 기저귀 떼기

나의 조카는 만 세 살이 되도록 젖병을 떼지 못했다. 직장 생활을 하는 동생은 아이가 안쓰러워서 차마 야박하게 젖병을 빼앗지 못하겠다고 했다. 물론 몇 차례 시도를 한 적이 있기는 한데, 그 때마다 기절할 정도로 울어대는 통에 그만 두 손 두 발을 다 들고 말았단다. 우리 나이로 다섯 살을 바라보는 녀석이 밤만 되면 젖병을 물고 뒹구는 모습을 보니 내 입에서도 혀 차는 소리가 절로 나왔다.

그런가 하면 이웃에 사는 친구는 아이 기저귀를 떼지 못해 한참동안 고생을 했다. 직장에서 안식년을 얻어 두 해 동안 아이를 키운 이 친구는 회사로 복귀하기 위해 놀이방 신세를 져야 했는데, 동네 놀이방 어디에서든 아이를 받아주지 않았다. 이유는 간단했다. 기저귀를 떼지 않았기 때문이었다.

친구는 부랴부랴 기저귀를 떼기 위해 아이와 한바탕 전쟁을 벌였다. 변기만 보면 파랗게 질려서는 목젖이 보이도록 울어대는 아이와 씨름하기를 몇 번. 그는 결국 월급의 절반을 바쳐 도우미 아줌마를 고용하는 것으로 타협을 보고 말았다. 물론 아이는 그 뒤로도 아주 오래도록 기저귀를 떼지 못했다.

젖병과 기저귀 떼기에 실패를 거듭한 엄마들은 종종 이렇게 묻는다. 꼭 그렇게 제 시기에 떼어야 하는 것이냐고, 엄마가 편해지자고 너무 아이들 고생시키는 일 아니냐고…. 참 간단하면서도 난감한 질문이다. 사실, 젖병이나 기저귀는 때가 되면 아이들 스스로 멀리하게 되어 있다. 어른이 되어서도 우유를 젖병에 담아 마시거나 기저귀에 용변을 보는 이는 없지 않은가. 남 보기에 창피해서, 혹은 불편해서라도 아이는 스스로 젖병이나 기저귀에게 안녕을 고하게 되어 있다.

하지만 그렇다고 마냥 내버려둘 수도 없다. 세상살이의 이치가 그렇듯 아이에게는 제몫의 과제들이 주어지게 마련이고, 그 과제를 극복함으로써 다음 단계로 성장하기 때문이다.

### 젖병과 기저귀가 아이에게 주는 것

심리학자들에 따르면 사람은 누구나 구강기와 항문기, 성기기를 거쳐 성숙한 인간으로 자란다고 한다. 빠는 즐거움, 배설하는 즐거움, 성기에서 느껴지는 야릇한 즐거움을 체험하고 또 조절하는 법을 배우면서 건강한 희로애락의 감정을 갖게 되는 것이다. 만약 일정한 단계에 머물러 다음 단계로 자연스럽게 넘어가지 못하면 성격이 고집스러워지거나 부정적인 행동습관을 갖는 등 부작용이 생기게 된다. 이 때문에 아기는 자신에게 주어진 발달 과제들을 제 시기에 해결하도록 요구받는 것이다.

먼저 젖병 떼기의 과제를 살펴보자. 엄마 젖으로 영양을 공급받아온 아기는 일정한 시기(대체로 돌 전후)가 되면 젖만으로는 성장에 필요한 영양을 공급받을 수 없게 된다. 그래서 하는 것이 '이유(離乳)'다. 분유 수유를 해온 아기도 분유를 끊고 밥과 반찬으로 식사를 해야 한다. 하지만 아직도 인생의 모든 쾌락이 입에 집중되어 있는 돌 무렵의 아기는 '빠는 욕구'를 쉽사리 포기할 수 없기 때문에 젖이나 젖병을 끊는 일이 무엇보다 괴롭다. 아기는 울고 떼쓰고 버둥거리며 저항한다. 마치 지나간 사랑에 집착하여 옛 애인 곁을 맴도는 것처럼.

만약 이 시기에 젖병을 떼지 못하면 아기는 빠는 즐거움을 씹고 음미하는 즐거움으로 바꾸지 못한다. 두 돌이 되도록 젖병을 떼지 못하는 아기들이 젖병을 고집하는 이유는 간단하다. 먹기 위해서가 아니라 빨기 위해서인 것이다. 빨고 또 빨다 보니 우유로 배를 채우게 되고, 채운 배엔 음식 들어갈 자리가 줄어들며, 충분한 영양 공급이 어려워진다. 게다가 젖병을 무는 습관 때문에 앞니가 튀어나와 치열이 망가진다. 우윳병 우식증이라 부르는 충치 역시 젖병을 떼지 못한 아기들에게 흔히 나타나는 증상이다.

기저귀도 마찬가지 의미에서 부작용을 안고 있다. 삶에 필요한 기본적인 품위를 갖추기 위해서라도 우리는 어린 시절부터 배설의 욕구를 조절하는 법을 배운다. 하지만 그 배움이 단순히 품위만을 위한 것은 아니다. 사람은 누구나 배설하는 행위를 통해 쾌감을 느끼는데, 조절을 통해 더 큰 쾌감으로 발전시킬 수 있다. 조절의 시도가 가능한 시기는 대략 생후 18~24개월 무렵. 늦어도 생후 36개월 무렵에는 확실히 조절이 가능하다.

하지만 배설의 욕구를 참는 일은 누구에게나 불쾌하고 두렵다. 아기가 변기를 싫어하는 가장 큰 이유도 그 때문이다. 엉덩이 습진이나 독

립성이 떨어지는 등의 부작용들이 걱정스럽다고는 해도, 어찌 아기의 심정을 이해하지 못하랴.

### 중요한 것은 '빨리빨리'가 아니라 '전략'

다행스럽게도 사전 정보로 단단히 무장한 덕분에 나는 젖병과 기저귀 떼기에 관한 한, 아이가 무리 없이 과제를 해결하도록 도울 수 있었다. 그렇다고 관문을 넘는 일이 쉬웠던 것은 아니다. 우리 아이도 젖병과 기저귀 없는 슬픔을 토로하며 참 많이 울고 보챘지만 치밀한 전략을 세웠기 때문에 그나마 고통의 시간을 줄일 수 있었다.

젖병이나 기저귀를 뗄 때 가장 경계해야 할 것은 '섣부른 시도의 반복'이다. 아기가 안쓰럽다고, 혹은 엄마에게 사정이 생겼다고 시도하던 일들을 잠시 미루기를 거듭하면 아기는 다음에 더 큰 스트레스를 받게 된다. 언제는 된다 하더니 이제 와서 안 된다고 하면 누군들 배신감을 느끼지 않겠는가. 아기는 처음엔 두려워하다가 점점 분노의 감정을 느끼고 저항하는데, 이 와중에 자신이 거세게 저항하면 엄마가 항복한다는 사실을 학습하게 된다. 아기는 생각보다 아주 똑똑하다!

아기가 돌이 지났고, 그동안 유동식에서 경화식으로 이유 훈련을 잘 밟아왔다면 젖병은 단번에 끊는 것이 좋다. 물론 처음엔 울고 잘 먹지 못하는 아기가 몹시 측은할 것이다. 나 역시 아동 학대의 주범이 된 것 같은 죄책감에 시달리며 몇 번이고 포기할까 망설였다. 대관절 젖병이

뭐라고 이런 난리법석을 견뎌야 한단 말인가. 하지만 짧게는 3~4일, 길게는 일주일만 잘 버티면 '젖먹이 아기'는 결국 '밥 먹는 아이'가 된다. 배가 빵빵해지도록 젖이나 분유를 먹여야 마음이 편안한 엄마 스스로 포기하지 않는 한, 아이는 오물오물 씹는 즐거움을 배우고 다소 숨이 차도 컵으로 우유 마시는 법을 배우게 되는 것이다.

단, 기저귀 떼기는 신중해야 한다. 배변 훈련 과정에서 받은 스트레스는 자칫 마음의 상처를 남길 수도 있는 까닭이다. 먼저 아이의 특성을 파악한 다음 일찍 시작해서(18~24개월) 장기 훈련으로 갈 것인가, 늦게 시작해서(24~36개월) 단기 훈련으로 갈 것인가를 선택한다.

장기 훈련은 아이가 기저귀 → 훈련용 변기 → 유아용 보조 변기 → 일반 변기 순으로 천천히 익숙해지도록 하는 방법이다. 몇 달이 걸릴 수도 있으니 단번에 완성하겠다는 욕심은 버리자. 아이가 훈련용 변기와 친해지면 용변 보는 장소를 거실에서 욕실로 옮기고, 엄마와 아빠가 용변 보는 모습을 자주 보여준다.

반면 단기 훈련은 처음부터 아이의 기저귀를 채우지 않고 보조 변기를 올린 일반 변기에 도전하는 방법이다. 이때쯤이면 아이도 엄마의 말귀를 알아듣기 때문에 차근차근 설명하면서 유도하면 2~3주 뒤엔 대부분 완성된다. 물론 배변 훈련을 마쳤다고 해도 아이는 자주 '실례'를 할 것이다. 초등학생도 이불에 지도를 그리는데, 서너 살도 안 된 아이에게 완벽함을 기대해서는 안 된다. 느긋하고 넉넉하게 기다려주도록 하자.

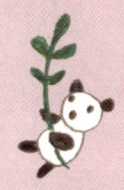
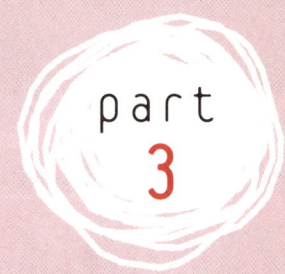

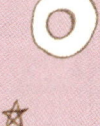

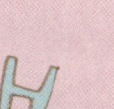

# 아이의 마음을 읽는
# 가르침을 줘라

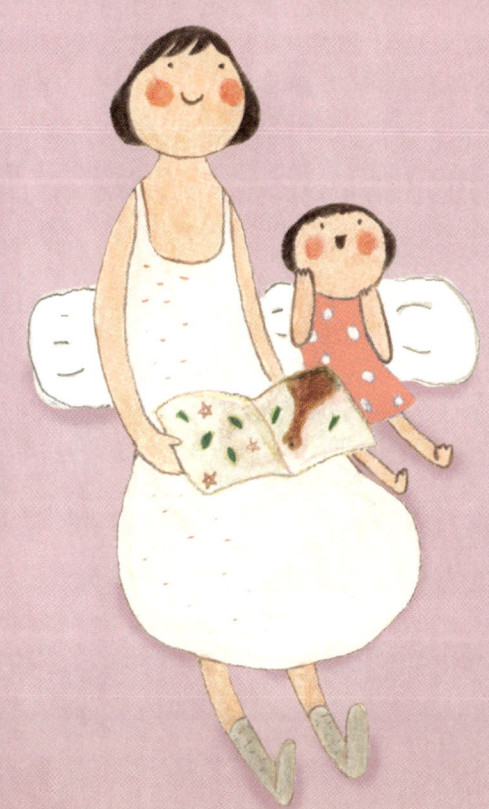

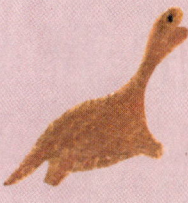

# 낱말 카드, 숫자 카드에 매달리지 마라

첫아이를 키우는 엄마들에게 가장 관심이 높은 분야는 뭐니 뭐니 해도 교육이다. 교육 중에서도 특히 인지 교육이다. 아이를 '잘' 키우는 것과 '똑똑하게' 키우는 것이 동일한 개념으로 인식되고 있으니 의욕 높은 초보 엄마들이 교육 문제부터 고민하는 것은 당연한 일. 우리 사회에서는 공부 잘해서 좋은 대학 가는 것이 삶의 질을 높이는 가장 확실한 수단이고, 그런 경쟁에는 아무래도 지능이 뛰어난 아이들이 유리하다.

게다가 요즘에는 일찍부터 아이의 지능 계발을 돕는 '조기 교육'이 일반화되면서 초보 엄마들의 마음은 더 바빠졌다. 젖먹이를 대상으로 하는 교재가 불티나게 팔리고, 겨우 말이나 배웠을까 싶은 아이가 유창한 솜씨로 영어를 구사하는 세상이니 어찌 느긋할 수 있겠는가. 이에 더해 육아 전문가들은 '24개월 이전의 아기는 무엇이든 빨아들이는 스펀지와 같다'며 엄마의 발걸음을 재촉한다.


### 아이는 이미 배울 준비가 되어 있다

사실 아이 교육은 일찍 시작할수록 좋다는 전문가들의 충고는 옳다. 인간의 두뇌 발달 사이클을 분석해 보면 두뇌 발달이 가장 활발한 시기가 바로 영유아기이기 때문이다.

엄마 뱃속에서 하나의 세포로 시작된 인간의 뇌가 1천억 개에 이르는 뉴런을 가진 복잡한 조직으로 성장하기까지는 오랜 시간이 걸리지 않는다. 갓 태어난 아기의 두뇌는 약 350g 정도로 전체 몸무게에서 차지하는 비율이 무려 11%나 된다. 불과 2.5%를 차지하는 어른과 달리 뇌의 비중이 높은 것은 아기의 두뇌가 그만큼 빠른 속도로 성장하고 있음을 의미한다. 물론 몸도 엄청난 속도로 쑥쑥 자라지만 두뇌에 비할 바는 아니다. 몸은 많이 자라봐야 4~5배 수준이고 어른처럼 자라기까지 15년 이상 걸리지만, 두뇌는 1천억 개의 신경 세포를 갖기까지 불과 6~7년밖에 소요되지 않는다.

그리고 인간의 두뇌가 발달하는 과정에는 마치 폭발하듯 발전하는 두 번의 고조기가 있다고 한다. 뇌신경과학의 권위자인 서유헌 박사에 따르면 그 시기는 임신 8주에서 13주 사이, 출생 10주 전에서 24개월 사이다. 첫 번째 고조기에서는 뉴런으로 발전하게 될 신경아라는 세포들이 폭발적으로 늘어나고, 두 번째 고조기에서는 신경 세포들이 얽히고설키는 회로화가 진행된다. 뇌의 무게도 이 시기에 급격히 늘어나는데, 처음엔 어른 뇌의 25%이던 것이 생후 2년 6개월 즈음에는 75%에 이르게 된다.

물론 머리 크다고 공부 잘하는 것은 아니듯 뇌의 무게는 그다지 중요한 것이 아니다. 인간의 두뇌를 연구하는 전문가들은 인간의 지능을 좌우하는 것이 두뇌의 신경 세포들을 연결하는 회로, 즉 시냅스가 얼마나 정교하게 발달했느냐의 여부라고 이야기한다. 출생 당시에는 별로 없던 시냅스가 집중적으로 발달하는 시기, 즉 생후 24개월 이전에 두뇌를 자극하는 조기 교육을 시작하라는 주장이 그래서 설득력을 얻는 것이다.

### 단계에 맞는 교육을 적용하라

문제는 '방법'이다. 아이 교육은 출생 직후부터, 아니 할 수만 있다면 뱃속에서부터 시작하는 게 좋다는 건 알지만 과연 어떻게 해야 한다는 말인가?

많은 초보 엄마들이 오해하기 쉬운 지점이 바로 여기다. '교육' 하면 우리는 으레 학교에서 하던 공부부터 떠올린다. 아마도 '똑똑하다'와 '공부 잘하다'를 같은 개념으로 받아들이기 때문일 것이다. 그래서 쉽게 계획하는 것이 말이나 글, 수(數)를 가르치는 일이다. 아이에게 낱말 카드나 숫자 카드를 보여 주고, 벽에는 구구단 스티커를 붙여 두며, 카드에 적힌 글자를 반복해 읽어주기도 한다. 아기는 무엇이든 스펀지처럼 흡수한다고 했으니 지금 당장은 효과가 나지 않더라도 자꾸 반복해 가르치면 똑똑한 아이가 되리라 기대하는 것이다.

그런데 분명히 알아두어야 할 것이 있다. 낱말 카드나 숫자 카드를 보여주는 정도로는 영유아들의 두뇌를 충분히 자극할 수 없다는 사실이다. 두뇌는 단지 시신경만이 아니라 온몸의 신경 세포와 고루 연결되어 있기 때문에 듣고, 만지고, 느끼는 오감 자극을 골고루 받아야 시냅스도 더 잘 발달하게 된다. 그러니 글자나 수가 적힌 카드를 보여주는 행동은 결국 시각 자극만을 주는 소극적인 교육에 그치는 것이다. 한때 엄마들 사이에 인기가 높던 도트 교육(점이 찍힌 카드를 보여주면서 수의 개념을 익히게 하는 교육 프로그램)이 자취를 감추게 된 것도 바로 이런 맹점이 지적되었기 때문이다.

사람마다 차이는 있겠지만 낱말 카드를 보여주면서 갖는 엄마들의 기대란 결국 아이로 하여금 하루라도 빨리 글자를 읽을 수 있게 하는 것이다. 하지만 곰곰 생각해 보자. 아직 사물의 개념조차 배우지 못한 아기에게 기호에 불과한 글자부터 익히게 하는 것이 맞을까?

아이가 초등학교에 입학할 정도로 자랐거나 터울 큰 둘째를 키우는 엄마들은 경험적으로 아는 사실이 있다. 아이가 어렸을 때는 그렇게 더디고 힘들던 글자 교육이 어느 정도 자라면 훨씬 더 빠르고 쉽다는 점이다. 아이는 엄마가 아무리 노력해도 자신이 받아들일 수 있는 것만 흡수하며 자란다. 만약 자신이 받아들이기에 벅찬 것을 과도하게 강요하면 아이는 스트레스를 느낄 수밖에 없고, 그런 피로감은 오히려 아이의 두뇌 발달을 방해한다. 우물에서 숭늉 찾는 격으로 앞선 교육을 하기 전에 지금 내 아이의 단계에 맞는 교육 내용을 찾아야 하는 이유가 여기에 있다.

### 3세 이전에는 놀이만으로도 충분하다

그렇다면 지금 내 아이에게 맞는 교육이란 어떤 것일까? 만약 아이가 36개월 이전의 영유아라면 온몸을 이용해 놀 수 있도록 도와주는 것이 가장 좋다. 전문가들이 '아이에게 가장 좋은 교육은 놀이'라고 강조하는 것은 놀이가 두뇌를 가장 효과적으로 자극할 수 있는 방법이기 때문이다. 놀이는 대개 엄마와 눈을 맞추고, 노래하며, 몸을 움직이면서 하기 때문에 아이가 오감을 고루 사용하게 만들고 이는 대뇌피질의 시냅스가 왕성하게 발달하도록 돕는다. 물론 시냅스가 잘 발달한 아이는 차후 언어나 수, 논리 등 복잡한 지식 정보들을 잘 받아들이게 된다. 놀이가 바로 엄마들이 그토록 바라마지 않는 지능 발달의 기초를 만들어 주는 것이다.

그리고 보면 우리 조상들이 아이를 어르거나 돌볼 때 즐겨 하던 전래 놀이는 매우 우수한 조기 교육법이라고 할 수 있다. 도리도리, 짝짜꿍, 곤지곤지 잼잼, 불무불무(아기의 몸을 앞뒤로 흔들게 하는 놀이), 질라래비 훨훨(누워 있는 아기의 팔을 나비처럼 흔들게 하는 놀이), 꼬네꼬네(손바닥 위에 아기를 서게 하고 중심을 잡게 하는 놀이) 등은 아기의 신체 발달을 도울 뿐아니라 오감을 자극해 두뇌를 발달시키는 효과를 발휘하기 때문이다. 이 놀이들은 아기 왕자들을 교육하기 위해 처음 시작되었다는데, 아마도 옛 왕실에서는 아기에게 천자문을 써서 보여주는 것보다 몸을 움직여 노는 것이 더 효과적이었음을 이미 알고 있었던 모양이다.

만약 아이의 두뇌 발달에 좀 더 효과 높은 자극을 주고 싶다면 놀잇감에 대해 연구하자. 특히 손 조작 능력이 정교하게 발달하는 생후 15개월 즈음에는 아이에게 다양한 놀잇감을 주어 마음껏 만지고 조작하도록 유도한다. 놀잇감은 집안의 생활 도구나 시중에서 흔히 구할 수 있는 장난감이면 충분하다. 시판되는 유아용 장난감은 안전성만 확인한다면 단계에 맞게 설계된 데다 친절한 설명서까지 갖추고 있어서 엄마들이 활용하는 데 어려움은 없을 것이다. 또 가능하다면 집밖으로 나가 흙과 돌멩이, 풀 등을 가지고 놀 수 있도록 해서 아이가 자연을 통해 오감을 자극 받도록 유도한다.


### 단계를 건너뛰겠다는 욕심을 버려라

하지만 엄마들은 여전히 이런 생각을 할 것이다. 아무리 놀이가 최고의 교육이라고 하지만 그것만 해서 될까? 몸으로 하는 게임만으로 아이의 지적 능력을 키우는 것이 가능할까?

물론 아이에게 곤지곤지 잼잼 하는 법을 알려 주고, 모양 퍼즐 장난 감을 안겨 주는 것만으로 끝나서는 안 된다. 엄마는 아이와 눈을 맞추고 이야기를 나누고(설령 그 뜻을 다 이해하지 못한다고 하더라도), 매일매일 그림책을 읽어주며, 장난감 과일을 이용해 수 개념도 알려 주는 등 보다 지적인 놀이를 병행하는 것이 좋다.

또한 아이의 성장 발달 단계에 맞추어 놀이 방법이나 교육 내용을 발전시키는 노력도 필요하다. 아이는 3세가 지나면 종합적인 사고 기능과 정서를 관장하는 전두엽이 발달하기 때문에 스토리가 있는 그림책이나 생활에서의 예절 개념을 이해할 수 있게 되고, 6세 즈음에는 언어를 관장하는 측두엽과 수학적 사고를 관장하는 두정엽이 급속히 발달하므로 제2 외국어나 연산을 비롯한 수학 교육도 가능해진다.

유의해야 할 것은 이렇게 아이가 자라는 동안 어떤 특정한 교육 방법이 아이를 갑자기 천재나 영재로 만들어 줄 것이라는 기대는 금물이라는 것이다. 아이는 엄마 마음이 바쁘다고 해서 절대로 한 계단 올라서야 할 때 두 계단씩 올라설 수가 없다. 두뇌를 연구하는 과학자들에 따르면 갓난아기가 잠을 많이 자는 이유도 출생 후 갑자기 너무 많은 정보를 받아들이느라 피로해서 두뇌를 쉬게 하기 위함이라고 한다. 게다가 시냅스는 너무 많은 자극이 주어지면 더 이상 반응하지 않기 때문에 아기의 현재 상태나 수준을 넘어서는 자극은 의미가 없다.

아이의 발달 속도를 앞당기려는 노력보다 고른 발달을 이룰 수 있도록 돕는 것이 오히려 더 빠르고 효과적인 방법임을 기억하자. 엄마와 손을 맞잡고 어깨를 들썩이며 춤추고 노래하는 것이, 온 집안을 어지르며 탐험 정신을 발휘하는 놀이가 훗날 아이로 하여금 복잡한 미적분 문제를 풀고 수험생 스트레스까지 이겨내도록 하는 원동력이 되어준다는 것이다.

# 글 가르치려면 엄마가
# 먼저 수다쟁이가 되라

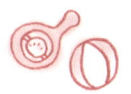

인간이 다른 생명체들과 달리 문명을 만들고 세상을 지배할 수 있었던 것은 말과 글, 즉 언어 덕분이라고 한다. 언어는 인간끼리 협동할 수 있게 함으로써 다른 생명체들을 지배할 수 있도록 해 주었고, 찬란한 문명을 만들어내는 데 지적인 수단이 되어 주었다. 이 때문에 오늘날에도 언어는 인간을 가장 인간답게 만드는 교육 수단으로 활용되고 있다.

굳이 이런 인류학적인 주석을 덧붙이지 않더라도 아이를 키우는 엄마라면 언어 교육의 중요성을 잘 안다. 아이는 말을 통해 세상을 배우고, 엄마는 말로 세상을 가르친다. 흔히 똑똑하다며 칭찬하는 아이들도 따지고 보면 말 잘하고 글 잘 읽는 아이가 아닌가. 그러니 아이 교육도 결국은 어떻게 하면 말과 글을 잘 가르칠 수 있느냐로 모아진다.

하지만 나는 아이에게 글을 가르쳐 본 기억이 없다. '가갸거겨 고교 구규…' 하는 식의 기호 조합 교육은 물론이고 그 흔한 낱말 카드로 단어 읽는 법조차 가르치지 않았다. 그러면 아이가 글을 읽거나 쓰지 못하냐고? 그렇진 않다. 우리 아이는 초등학교에 입학하기 전에 일기까지 쓸 줄 알았다. 가르치지 않았는데 어떻게 글을 알게 되었냐고? 그것은 한마디로 답하기가 힘들다. 주입식 교육은 아니었다고 해도 우리 아이가 글을 읽고 쓰게 되기까지는 꽤 여러 단계의 학습 과정을 거쳤기 때문이다.

### 말 잘하는 아이가 글자도 잘 깨우친다

누구나 알고 있듯 언어는 소리와 문자로 이루어져 있다. 인류가 처음 의사소통의 수단으로 개발한 것은 소리였다. 물론 처음에는 '어이'나 '우우' 하는 감탄사가 전부였겠지만 차츰 정교하게 다듬은 소리를 내기 시작했고, 동료들과의 약속을 통하여 다양한 의미를 전달하기 시작했으며, 그것을 기호로 남김으로써 문자 혁명을 이끌어냈다.

아이가 말을 배우는 모습을 살펴보면 이런 인류의 진화 과정이 그대로 나타난다. 아이는 울음 외에 '바~' 혹은 '마~' 하는 식의 옹알이를 하며 자신의 발성 기관을 테스트하다가 돌 무렵부터 부모와의 교감을 통해 습득한 의미 있는 한 단어를 내뱉기 시작한다. 이후에는 두 단어를 조합하여 의사 전달이 보다 쉽도록 문장을 만들 줄 알게 되며, 좀 더 자라면 자신의 말과 똑같은 의미를 가진 글자를 구분하여 읽고 쓸 줄 알게 된다.

아이가 이런 능력을 갖게 되는 시발점은 '호기심'이다. 아이는 태어나는 순간부터 부모가 내는 소리와 소리의 패턴에 관심을 보이고, 좀 더 자라면 이를 비슷하게 흉내 내려고 노력한다. 흔히 아이가 말을 하는 것이 "맘마 주세요." 하고 부모가 가르친 덕분이라고 생각하지만, 그 전부터 아이는 학습을 하고 있었다. 즉, 아이의 머릿속에는 이미 부모가 내는 '소리'가 각인되어 있고, 신체적으로 성숙하여 스스로 소리를 낼 수 있을 때 부모의 적절한 자극(가르침)에 힘입어 '말'을 내뱉는 것이다.

그러다 아이는 소리 외에 의미를 전하는 수단이 또 있음을 알게 된다. 두 돌만 되어도 아이는 글자에 관심을 보이는데, 아직은 그림과 구분하진 못하지만 그 형태가 다름을 아는 것이다. 그러다 3세가 되면 엄마가 책을 읽어줄 때 그림이 아니라 글자를 읽는다는 사실을 파악하고 손으로 짚어 보이기까지 한다. 비로소 소리와 글자를 연결해 인식하는 능력이 생기는 것이다. 언어 교육에서 중요한 지점이 바로 여기다. 아이가 소리를 통해 글자를 인식한다는 사실은 문자 교육 이전에 소리 교육, 즉 말을 잘 가르쳐야 함을 의미한다.

실제로 말을 잘하는 아이는 훨씬 수월하게 글자를 인식하고 이해한다. 물론 여기서 말을 잘한다는 의미는 말이 많다는 뜻은 아니다. 말을 많이 하지 않는 조용한 성격을 가졌어도 구사하는 낱말과 문장이 분명하고 다양하며 논리적이면 그 아이는 말을 잘한다고 볼 수 있다. 반면 말을 잘하지 못하는 아이는 발음이 어눌하고, 자신의 뜻을 잘 표현하지 못하며, 사용하는 낱말의 수도 적다. 결국 말을 통해 종합적인 사고력이 발달해야 글과 글에 담긴 의미를 더 잘 이해하게 된다는 것이다.

### 맏이와 외동이는 언어 발달이 더 빠르다

흥미로운 점은 맏이나 외동이가 언어 발달 면에서는 앞선 모습을 보인다는 사실이다. 이는 전적으로 부모의 관심 덕분이다. 맏이나 외동이는 형제들과 부모의 관심과 손길을 나눌 필요가 없기 때문에 부모와 독대하여 대화를 나눌 기회도 많다. 말을 듣고 배울 기회가 많으니 말을 잘할 수밖에 없는 것이다.

이를 달리 해석하면 아이의 언어 능력은 얼마나 좋은 언어 환경을 만들어 주느냐에 따라 좌우된다고 볼 수 있다. 좋은 언어 환경을 만드는 데 가장 효과적인 방법은 아이에게 자주, 다양한 언어로 말을 건네는 것이다. 엄마가 다양한 표현을 동원해 아이에게 자주 말을 건네면 아이는 언어 지능이 뛰어난 아이로 자라게 된다. 결국 수다쟁이 엄마가 똑똑한 아이를 만드는 것이다.

그런데 여기서 잠깐, 자신이 요즘 아이와 어떤 대화를 나누고 있는지 살펴보자. 만약 아이에게 건네는 말이 "맘마 먹자"나 "쉬 했쪄요?", "코~ 자야지" 등이 전부라면 아이는 너무나 빈약한 언어 자극을 받고 있는 셈이다. 창밖에 내리는 눈을 보고 "야, 눈 온다~"라고 말하는 엄마와 "어머, 하얀 눈이 꽃송이처럼 나풀나풀 떨어지네?"라고 말하는 엄마 사이에는 분명 엄청난 차이가 있다. 똑같은 현상을 보고, 혹은 매일 반복되는 일상에서 다른 표현을 할 줄 아는 엄마를 둔 아이는 언어 능력이 좋을 수밖에 없는 것이다. 하지만 그런 닭살 돋는 말을 어떻게 하냐고? 아이를 똑똑하게 키우기 위해서라면 불길이라도 뛰어들 판인데, 쑥스러움이 대수인가. 아이를 생각한다면 보다 다양한 언어로 아이와의 대화를 시도하자.

또한 언어학자나 아기 발달 전문가들은 "쉬 했쪄요?"와 같은 유아식 언어가 친근함을 표현하는 데에는 효과가 있을지 몰라도 아이의 언어 교육에는 바람직하지 않다고 지적한다. 앞서 언급한 바와 같이 아이는 무의식적으로 부모가 내는 소리를 머릿속에 저장하는데, 이런 말은 아이에게 좋은 언어 모델이 되어주지 못한다는 것이다. 물론 아이에게 심각한 이야기를 하라는 뜻은 아니다. 가능하다면 바르고 아름다운 말을 쓰는 게 좋다는 의미다.

### 말솜씨가 없다면 책 읽어주기로 대신하라

하지만 아무리 노력해도 안 되는 엄마들이 있다. 평소 말수가 적을 뿐 아니라 말솜씨도 부족한데 어느 날 갑자기 수다쟁이가 될 수는 없을 것이다. 이럴 때 활용하면 좋은 것이 바로 그림책이다. 아이를 위한 그림책은 아이에게 들려주면 좋은 아름다운 언어들을 모아 놓은 창고라고 해도 좋을 만큼 훌륭한 매개체가 되어 준다. 엄마가 열심히 읽어주기만 해도 그 좋은 언어들로 자극을 줄 수 있으니 이 얼마나 횡재 같은 일인가.

게다가 책을 읽고 나면 대화의 소재도 훨씬 풍성해진다. 일상생활에서 나눌 수 있는 대화란 게 다양해 봐야 얼마나 다양하겠는가. 눈을 꽃송이에 비유해 말하는 능력도 문학적 재능이 있거나 천성이 살가운 엄마쯤은 되어야 노력으로 가능한 일. 하지만 책을 읽고 나면 자연스럽게 여러 가지 이야기를 나눌 수 있게 된다. 주인공의 행동이나 예쁜 그림, 심지어 재미있는 낱말 하나만으로도 아이와 즐거운 시간을 보낼 수 있다.

나 역시 아이가 강보에 싸여 누워 있던 시절부터 머리맡에서 그림책을 열심히 읽어 주었다. 우리 아이가 언어 지능이 그런대로 괜찮은 수준에 이른 것은 책을 열심히 읽어주고, 책에 대해 이야기를 나눈 덕분이 아닌가 한다. 게다가 나는 책을 읽어주는 와중에 신비에 가까운 체험을 한 적도 있다. 아이는 자신이 기억하지 못하던 시절에 읽어주었던 동화의 내용을 놀랍게도 줄줄 읊어댔다. 책을 버린 지 오래되었기 때문에 나는 깜짝 놀라지 않을 수 없었다. 그걸 어떻게 알았느냐고 묻자 아이는 스스로 신기해하며 한 번도 들어본 적이 없는 이야기라고 대답했다.

어쩌면 아이는 다른 곳에서 그 이야기를 들었는지도 모른다. 그리고

서는 들은 사실조차 잊고 신기해했는지도 모른다. 하지만 나는 예전에 읽어주었던 그림책이, 목이 아프도록 열심히 읽어댔던 나의 정성이 그런 신비한 체험을 하게 만들었다고 믿는다. 또 아이가 기호 주입식 교육을 받지 않고도 자연스럽게 한글을 깨우치게 해주었다고 생각한다.

# 좋은 책이란
## 아이가 좋아하는 책이다

나는 가끔 대형 서점에 갈 때마다 마치 망망대해에 홀로 서 있는 듯한 느낌이 들곤 한다. 마치 국가대표 축구 경기를 보기 위해 월드컵 경기장을 가득 메운 관중들처럼 빽빽이 채워진 책, 책, 책…. 명색이 책 만드는 사람이면서도 그 많은 책들의 위세에 가슴이 짓눌린 적이 한두 번이 아니다.

게다가 다행인지 불행인지 요즘엔 어린이책 출판 시장이 춘추전국시대를 맞고 있다. 아동 출판 업계 종사자들은 불황이라 못 살겠다며 아우성인데, 저마다 불황을 타개하기 위해 새로운 책들을 대거 쏟아내고 있으니 참 묘한 아이러니다. 분명한 것은 아이에게 좋은 책을 많이 읽히고 싶은 엄마들에겐 이런 현상이 나쁘지 않다는 점이다. 소비자야 선택의 폭이 넓어지니 좋은 일 아니겠는가.

## 초보 엄마에겐 너무 힘든 '아이 책 고르기'

하지만 첫아이를 키우는 엄마들은 선택의 폭이 너무 넓어서 고민스럽다. 대형 서점의 아동물 코너에 가득한 책들 때문에 길을 잃을 지경이다. 유명 아동문학상을 탄 작품에서부터 아이의 인지 능력을 발달시킨다는 책, 아이의 사회성 발달을 도와준다는 책, 정서 발달에 좋다는 자연 그림책, 심지어 보기만 해도 시력이 좋아진다는 책까지 시퍼런 바닷물처럼 넘실대는 책더미 속에서 어떻게 단 몇 권을 고른단 말인가.

뿐만이 아니다. 책이라기보다는 장난감에 가까운 책들도 있다. 사물의 모양이나 글자를 담은 카드, 누르면 삑삑 소리가 나는 헝겊책, 갖가지 모양의 스티커를 붙였다 떼었다 하는 스티커 북, 이미 그려진 본 위에 색칠을 하도록 유도하는 그림책 등. 따지고 보면 어느 것 하나 아이에게 도움이 되지 않는 것이 없다. 이렇게 다양한 책을 접할 수 있는 걸 보면 우리나라의 출판 수준이 꽤 높아진 것만은 분명한 것 같다.

책의 품질도 매우 좋아졌다. 우리나라 출판 시장도 인쇄 상태나 종이의 질은 이미 세계적인 수준에 도달하고 있다. 일반적으로 아이를 위한 책은 그림이 매우 중요한데, 시중에 나와 있는 웬만한 책들은 사진이나 일러스트가 매우 세련된 편이다. 얼핏 보아서는 이 책이나 저 책이나 별로 차이가 나지 않는다.

그런데 이것도 좋고 저것도 좋다고 마구 집어 들 수만은 없다. 왜냐고? 엄마의 주머니 사정이 그리 넉넉지 않기 때문이다. 아이 책이라고는 해도 웬만한 것은 칠팔천 원 이상이기 때문에 이것저것 집어 들다

보면 금세 십만 원이 훌쩍 넘는다. 더 난감한 것은 적지 않은 돈을 지불하며 사는데, 과연 이것이 아기에게 좋은 책인가에 대한 확신이 서지 않는다는 점이다. 남의 떡이 커 보인다고, 고심 끝에 책을 사도 이웃집에 가서 비슷한 책을 보면 자신이 책을 잘못 고른 것 같은 느낌이 든다.

그래서 흘끔거리며 보는 게 '베스트셀러 목록'이다. 사람들이 가장 많이 읽는 책이 그래도 괜찮은 책이겠거니 생각하는 것이다. 실제로 베스트셀러로 회자되는 책들은 대체로 나름의 장점이 있다. 문제는 베스트셀러 목록만 따라가다 보면 독서의 일관성을 잃어버리게 된다는 점이다. 한마디로 이 책 저 책 기준 없이 읽다 보면 체계적인 소양을 쌓을 수 없게 된다는 이야기다.

### "단행본 고르기 어려워서 전집으로 샀어요"

언젠가 아래층에 사는 아기 엄마의 초대로 그의 집을 방문한 적이 있다. 집안에 들어서니 평소 그의 외모에서 느껴지던 깔끔함이 온 집안을 반짝반짝 빛내고 있었다. 그리고 집안 한 켠에 커다란 책꽂이가 눈에 들어왔다. 거실 한가운데에 위치한 책꽂이에는 요즘 최고의 호황을 누리고 있는 전집의 인기를 반영하듯 여러 질의 아동물 전집이 가지런히 꽂혀 있었다. "와~ 책을 참 많이 사주셨네요?" 감탄사를 연발하며 묻자 아래층 아기 엄마가 계면쩍은 표정으로 하는 말, "다 전집인 걸요 뭐."

　보통 독서 전문가들은 아기는 물론 어린이를 위한 책으로 전집을 권하지 않는다. 전집류는 값이 비쌀 뿐 아니라, 한꺼번에 많은 양을 사므로 대개는 1권부터 마지막 권까지 골고루 활용하게 되지 않는 까닭이다. 게다가 전집류들은 좋은 책 몇 권에 '그렇고 그런' 책들을 끼워서 구성하는 경우가 많기 때문에 품질이 고르지 못한 편이다.

　그럼에도 불구하고 많은 엄마들이 전집류를 구입하는 이유는 책을 어떻게 고를지 막막하기 때문이다. 아래층 아기 엄마가 계면쩍은 표정을 지은 것도 아마 그 때문이었던 것 같다. 나는 "전집이 뭐 어때서요? 열심히 읽어주면 되지…" 하고 위로 아닌 위로의 말을 건넸다. 그런데 때마침 함께 놀러 온 다른 엄마가 눈치 없게도 아는 척을 하고 나섰다.

　"전집 사는 거 안 좋대. 그래서 나는 단행본만 사. 물론 단행본이라고 다 좋은 건 아닐 테니 그것도 잘 골라야지. 내 경험으로는 ○○○ 연구회에서 추천한 책들이 특히 좋더라. 회비 내고 회원으로 가입했는데, 참고 리스트도 보내 주더라고. 그리고 육아 잡지에 난 기사를 보니까 읽히기 전에 색깔이나 내용 같은 걸 먼저 확인해야지, 대충 보고 사면 아기한테 안 좋은 것도 많대."

　평소 아기 책에 관심이 많고 부지런히 정보를 습득한 엄마였는지, 그가 말하는 내용은 줄줄이 다 옳았다. 실제로 아기는 스펀지와 같아서, 처음 접하는 책일수록 요모조모 따져가며 골라 읽히는 것이 좋다 (좋은 책의 조건에 대해서는 아동용 도서 관련 단체의 안내서나 관련 인터넷사이트,

육아 정보서, 잡지 등만 참고해도 많은 정보를 얻을 수 있을 것이다).

머쓱해진 아래층 아기 엄마가 분위기를 바꾸려고 그랬는지, 내게 어떤 책을 읽히고 있는지 물어 왔다. 내가 육아 잡지를 만드는 사람이니 특별한 노하우가 있을 거라고 생각했던 것일까? 하지만 나는 어깨를 으쓱하며 말했다.

"저요? 전 그냥 아무거나 읽혀요."


### 아이가 좋아하는 책을 꾸준히 읽히면 된다

많은 엄마들이 아기가 똑똑해지는 데 도움을 주기 위해, 때로는 엄마 노릇을 잘 하기 위해 좋은 책을 고르기 위해 고민한다. 물론 그 고민은 아주 중요한 것이다. 파 한 단을 사더라도 이왕이면 싱싱하고 흠이 없는 것을 고르는 게 인지상정인데, 하물며 마음의 양식이라는 책인 바에야! 하지만 나는 좋은 책을 고르는 일보다 더 중요한 것이 있다고 생각한다.

엄마들은 아마 아기가 좋아하는 책이 꼭 흔히 말하는 좋은 책(이를 테면 추천 도서들)과 일치하지 않는다는 걸 경험적으로 알고 있을 것이다. 아무리 좋은 책을 읽히려고 해도 꼭 조잡한 잡지만 물고 빠는 아기를 둔 엄마라면 더욱 더! 게다가 좋은 책을 많이 사는 엄마가 다 책을 열심히 읽어주는가 하면 꼭 그렇지도 않다.

우리 아이는 그다지 많은 책을 읽진 않았지만(물론 좋다는 책을 닥치는 대로 사긴 했다) 책을 좋아하고 국어 시험도 잘 보는 아이로 자랐다. 한글도 특별히 가르치지 않았는데 절로 습득할 정도여서 이웃 엄마들로부터 비결이 뭐냐는 질문도 많이 받았다. 그럴 때마다 나는 이렇게 대답하곤 한다. 그냥 아이가 좋아하는 책을 여러 번 반복해서 읽게 하라고….

좋은 책 고를 자신은 없지만 할부일지언정 책값 지불할 능력은 된다면 전집도 좋은 대안이 된다. 요즘엔 홈쇼핑에서 절반 값에 할인까지 해서 파니 손쉽고 저렴하게 책을 구할 수 있을 것이고, 설령 절반은 보지 않고 버린다고 해도 최소한 절반을 건질 수 있게 된다. 심지어 아이가 보는 책이 '족보'에 없는 조잡한 그림책인 데다 몇 권 되지 않는다고 하더라도 괜찮다.

중요한 것은 반복해서 여러 번 읽는 것이다. 또한 읽는 동안 '즐겁게' 읽는 것이다. 그렇게 함으로써 아기가 책 읽는 것을 좋아하게 만드는 것이다. 확신하건대, 그 정도만 해도 좋은 책이라면 다 수집하는 엄마들보다 훨씬 더 큰 교육 효과를 얻을 수 있을 것이다.

# 교육용 장난감은 값보다 활용도가 중요하다

"우와~ 이게 다 뭐야?"

후배의 집에 발을 들여놓는 순간 거실을 가득 메운 원목 블록과 카드, 구슬 등이 눈에 들어왔다. 한눈에 보기에도 고급스러운 티가 줄줄 흐르는 교구들이었다. 후배의 아이는 그 한가운데에서 헤엄을 치듯 놀고 있었다. 우리 아이도 눈이 휘둥그레져서는 그 바다에 뛰어들었다. 그러더니 제법 심각한 표정으로 한 시간이 넘도록 블록을 맞추며 놀았다.

"말도 마. 이거 때문에 속상해 죽겠어."

화려한 교구들을 앞에 두고 후배가 푸념을 했다. 몇 달 전에 남편 몰래 3백만 원이나 주고 사들인 교구 세트 때문에 한바탕 부부싸움이 벌어졌단다. '육아 물정' 모르는 남편이 뒤늦게 교구 세트의 값을 듣고는 한소리를 했고, 후배는 '남들 사는 형편'이 부럽다고 쏘아붙이다가 급기야 감정 상하는 말까지 주고받았다는 것이다. 그 때문에 며칠째 남편과 냉전 중이라고도 했다.

"솔직히 괜히 샀다 싶어. 할인매장에 가보니 비슷한 교구 세트를 십만 원 조금 넘는 값에 팔더라고. 물론 값이 비싸니까 그보다 고급스럽긴 한데 생각만큼 잘 쓰게 되질 않아. 남편한테 내색은 안 했지만 후회 막급이야. 본전이라도 뽑아보자는 생각에 저렇게 늘어놓은 거야."

### 은혜로운 선물이 웬수 같은 애물단지로

아이 키우는 엄마 중에 값비싼 교구 세트에 대한 유혹을 경험해 보지 않은 사람이 있을까? 여간 짠순이가 아니고서는 발달 단계에 딱딱 맞춰 오감을 두루 자극해 주는 교구 세트에 넋을 빼앗기게 마련이다. 다만 눈 질끈 감고 지갑을 열 수 있느냐 혹은 없느냐, 그 용기와 배짱의 차이만 있을 뿐!

이처럼 엄마들의 관심을 한 몸에 받는 값비싼 교구 세트들은 대체 정체가 무엇일까? 좋다니 좋은가보다 하면서도 왜 좋은지 구체적으로 아는 엄마들은 많지 않은 것 같다.

시중에서 판매되는 교구 세트들은 대개 19세기의 위대한 교육자인 프뢰벨이 개발한 놀잇감(은물 또는 가베)을 본떠 만든 것이다. 프뢰벨은 유아 교육에서 놀이의 중요성을 특히 강조했는데, 이때 아이들이 가지고 노는 도구(놀잇감)에 큰 관심을 보였다. 그는 아이에게 적절한 놀잇 감을 준다면 신체와 인지 능력을 보다 효과적으로 발달시킬 수 있고, 더 나아가 사회성은 물론 높은 단계의 지적 체험을 제공할 수 있다고 믿었다. 그래서 아이들의 발달 단계에 맞는 다양한 놀잇감과 활용 프로그램을 개발하고자 애썼고, 그런 노력은 오늘날까지 이어져 유치원 교육의 지표가 되고 있다.

물론 시중에서 파는 교구 세트들이 프뢰벨의 교육 놀잇감을 원형대로 재현한 것은 아니다. 프뢰벨 이후에 후배 교육자들의 연구와 경험이 보태지고 우리 현실에 맞도록 개발되어 구성품이나 품질 등은 더 많은 발전을 이루었다. 요즘에는 교구 재료의 안전성을 고려한 친환경 교구 세트까지 등장했다. 아마도 프뢰벨이 21세기 한국에 타임머신을 타고 온다면 깜짝 놀라 감탄사를 연발할 지도 모를 일이다.

그런데 웬일일까? 이 좋은 놀잇감들이 애물단지로 전락하는 경우가 많다. 값이 비싸면 더 애지중지하는 법인데 마음껏 쓰지도, 치워버리지도 못하는 계륵 신세가 되어버리는 것이다. 이유는 역설적이게도 너무 좋기 때문이다. 아이들의 발달에 도움이 되는 모든 놀잇감들을 모아놓은 것까지는 좋은데, 처음 기대와는 달리 제대로 활용하지 못한다. 활용 방법을 몰라 그렇기도 하고, 체계적으로 놀아준다는 것이 마음처럼 되지 않는다. 아이에 따라서는 별로 관심을 보이지 않기도 한다. 그래서 교구들은 차츰 집안을 어지럽히는 쓰레기처럼 굴러다니기 시작하고, 이 모습을 보는 엄마 가슴은 쓰리고 아프다.

책 만들 때 자문 역할을 해주던 한 발달 전문가는 값비싼 교구 사용에 대해 이렇게 이야기했다.

"유치원에서나 구비할 만한 교구 세트를 집에 사두는 나라는 한국밖에 없어요. 갖추어서 나쁠 것은 없지만 활용하지 않으면 낭비가 너무 심한 거죠. 따로 활용 교육을 받았거나 저처럼 전문가가 아니고서는 교구 세트를 100% 활용한다는 것은 거의 불가능해요."


### 판매원에게 만만한 고객은 초보 엄마들

안타까운 점은 또 있다. 이런 값비싼 교구 세트를 사는 사람이 대부분 첫아이를 키우는 엄마라는 사실이다. 초보 엄마들은 아이에게 최고의 것을 주려는 마음이 강한 데다 종합선물세트처럼 고민하지 않고 살수 있는 것을 선호한다. 물론 경험과 정보가 부족하다 보니 판매원들의 감언이설에 훨씬 더 잘 넘어가는 경향도 보인다. 심지어 둘째아이 출산을 계획하는 경우에는 물려줄 것을 감안하여 망설임 없이 지갑을 연다.

반면 둘째나 셋째아이를 키우는 엄마들은 여간해선 값비싼 교구 세트를 한꺼번에 사들이는 경우가 드물다. 그들이 교구 세트의 좋은 점을 몰라서 외면하는 것은 아니다. 베테랑 엄마들은 경험을 통해 교구의 활용도가 값에 미치지 못할 것임을 이미 알고 있다. 엄마 스스로 자신이 아이에게 무엇을 얼마나 해줄 수 있는지를 알고 있는 까닭이기도

하다. 처음에야 유치원 선생님 못지않게 놀아줄 수 있을 것 같지만, 실제 현실에서는 마음처럼 되지 않는다는 걸 체득하고 있는 것이다.

더 큰 이유는 일상에서 접하는 다양한 도구들이나 값싼 장난감으로도 아이가 즐겁게 논다는 걸 보아왔기 때문이다. 초보 엄마의 눈에는 갖가지 모양의 블록을 꼭 맞는 구멍에 밀어 넣는 놀잇감이 없이는 눈과 손의 협응력을 기를 수 없을 것처럼 보이지만, 베테랑 엄마들은 냄비 뚜껑을 크기에 맞추어 덮는 놀이만으로도 충분하다는 것을 안다. 또한 초보 엄마에게는 이리저리 조합해 다양한 모양을 만드는 블록이 있어야 창의력이 극대화된다고 생각되지만, 베테랑 엄마들은 머플러로 매듭 놀이를 하는 것도 그만큼의 효과를 낸다는 사실을 경험으로 알고 있는 것이다.

그래서 아이 건강에 해롭지만 않다면 3백만 원 못지않은 효과를 낼 3만 원짜리 교구들을 찾아 할인매장이나 중고용품 사이트를 찾아다닌다. 물론 저렴한 교재도 활용하지 않으면 무용지물이긴 마찬가지다. 우리 속담에 '구슬이 서 말이라도 꿰어야 보배' 라는 말이 있는데, 싸구려 구슬이라도 꿰어야 목걸이든 팔찌든 만들 수 있다.

다만 합리적인 값을 치르고 구입한 단품 놀잇감들은 품질에 심각한 이상이 있는 경우가 아니라면 애물단지로 전락할 가능성이 적다. 아이는 여러 개보다 하나에 대해 더 큰 관심을 보이고, 호기심이 충분히 해소된 뒤에야 다른 것으로 시선을 옮기기 때문에 적어도 제값 이상은 하게 된다. 설령, 제대로 활용하지도 못한 채 꼴 보기 싫은 애물단지가 되었다고 해도 걱정은 없다. 3백만 원짜리도 쓰레기로 버려지는데 아쉬울 게 있겠는가.

### 애물단지를 은혜로운 선물로 바꾸려면

그럼에도 불구하고 아이를 위해 고급 교구 세트를 장만하고 싶다면, 혹은 이미 수백만 원에 이르는 교구 세트를 구입한 뒤라면 어떻게 해야 할까? 물론 열심히 활용하면 된다.

시중에서 판매하는 교육용 놀잇감은 크게 손 조작 능력을 발달시키는 것과 인지 능력을 기르는 것으로 나누어진다. 구성품은 제품마다 다르지만 대개 육면체나 구슬, 막대, 끈 등을 포함한 블록 교구, 퍼즐 교구, 카드, 그림책, 오디오 교구, 비디오 교구 등이 포함된다. 각 구성품은 아이의 연령 또는 발달 단계에 따라 다양한 난이도를 보인다. 블록 교구만 해도 처음엔 크기가 다른 서너 개의 육면체를 활용해 쌓거나 부수기 놀이를 하도록 유도하고, 좀 더 자라면 블록의 수나 모양을 다양하게 활용하도록 고안되어 있다.

주의할 점은 모양이나 활용 방법, 난이도 등이 다양한 교구들을 아이에게 한꺼번에 주면 안 된다는 것이다. 구입은 세트로 했어도 활용은 단품처럼 해야 아이도, 엄마도 질리지 않는다. 교구 세트를 애물단지로 만들어버리는 가장 큰 요인이 놀잇감들을 한꺼번에 쌓아 놓고 어쩔 줄 모르다 지레 질려버리는 것이라고 한다. 아이의 단계에 맞는 것들만 내어 놓고 닳고 헤어지도록 논 다음 다른 놀잇감에 도전하자.

아울러 엄마는 놀잇감을 활용하는 방법에 대해 충분히 연구하거나 사전 교육을 받아보는 것이 좋다. 규모가 큰 교구 업체의 경우 예비 판매원들을 위한 교육을 하고 있으니 그런 프로그램에 참여하면 전문가 수준의 활용 지식을 얻게 된다. 하지만 그건 너무 번거롭다고? 그렇다면 설명서를 잘 읽고 엄마가 미리 놀아보는 것도 괜찮다. 의외로 아이 교육에 관심은 높으면서도 놀아주는 연습을 하는 엄마는 많지 않는데, 미리 연습하고 놀아주는 것은 그렇지 않을 때보다 교육 효과가 아주 크다.

마지막으로 가장 중요한 활용 원칙은 가르치는 것이 아니라 놀이여야 한다는 점이다. 아이는 재미가 없으면 절대로 엄마 생각을 따라주지 않는다. 이래라 저래라 하기 전에 아이가 마음껏 만지게 한 뒤 시들해질 때쯤 새로운 놀이 방법을 제안한다. 본전 뽑자는 생각에 무리하지 말고 엄마 자신도 놀이를 즐긴다면 더 좋다. 교구 덕분에 아이와 즐거운 한때를 보낼 수 있다면 그 가치가 3백만 원에 비하랴.

# 영어 교육 어설프게 하느니 우리말부터 가르쳐라

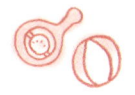 요즘 취업 준비생들이 가장 부러워하는 이가 '맨해튼의 거지'라고 한다. 직업도 없는 룸펜으로 살아도 그들은 〈월스트리트저널〉을 줄줄 읽을 수 있기 때문이란다. 영어로 말하는 부모나 이웃을 둔 덕분에 손쉽게 영어를 익힌 그들이 부럽다는 자조 섞인 한탄을 들으니 우리 사회에서 영어를 익히는 일이 얼마나 중요한가를 새삼 느끼게 된다.

이런 분위기를 반영해서인지 아이 교육에 열심인 가정에서 빠지지 않는 풍경이 있다. 집안에는 늘 영어 동요가 울려 퍼지고, 책장의 반 이상이 영어 그림책으로 채워져 있으며, TV에는 유명한 애니메이션이 더빙이나 자막 없이 흘러나온다. 물론 첫아이를 키우면서 이런 풍경을 연출한다면 그 엄마는 매우 앞서 가는 사람임에 틀림없다. 초보 엄마

들 가운데 상당수는 아이에게 좋다는 영어 동요나 영어 그림책 '족보'
조차 모르기 때문이다.

하지만 모든 면에서 정보가 부족한 초보 엄마도 영어 잘하는 아이로
키우고 싶다는 바람만큼은 둘째가라면 서럽다. '다른 과목은 낙제를
해도 영어만 잘하면 우등생'으로 통하는 게 요즘 교육 현장의 현실이
니 아이를 위해서라도 영어 교육만큼은 반드시 성공해야 한다고 믿는
까닭이다. 하지만 말이 쉽지, 영어 교육이 마음만 먹는다고 되는 일인
가. 엄마 자신도 영어 콤플렉스를 극복하지 못하고 있는 마당에 어찌
해야 할지 방법을 몰라 속만 답답할 뿐이다.


## 영어 교육에 대한 장밋빛 성공 신화들

이럴 때 엄마들의 귀를 잡아끄는 이야기가 바로 영어 교육의 성공
신화들이다. 특히 영어를 잘 못하는 엄마가 아이를 원주민 수준으로
영어를 구사하도록 만들었다는 사례들은 '당신도 할 수 있다'는 부추
김을 넘어 '당신도 해야 한다'는 무언의 압력으로 다가온다. 과연 영어
를 못하는 엄마가 아이에게 영어를 가르치는 일이 가능하긴 한 걸까?

육아 잡지를 만들던 시절, 영어 조기 교육에 성공해 유명해진 엄마
들을 여러 차례 취재한 적이 있었다. 높아진 세간의 관심을 잡지에 반
영하려는 직업적인 의도였지만, 나는 진심으로 그들의 노하우가 궁금
해 적극적으로 취재에 나섰다. 그런데 그들은 정말로 자신은 영어를

잘하는 사람이 아니며, 일상에서의 작은 노력만으로 아이를 영어 잘하는 신동으로 키웠다고 이야기했다.

그들이 말하는 일상에서의 작은 노력이란 바로 이런 것이었다.

"아이들과 주고받는 영어는 그리 어렵지 않다. 어차피 엄마는 전문 영어 교사가 아니므로 아이에게 말문을 열 수 있는 수준까지만 담당하고, 아이가 자란 이후에는 관련 학원에 보내면 된다. 따라서 엄마는 일상에서 필요한 기초적인 영어 문장들을 몇 가지 공부해 두고 아이에게 자주 영어로 말 걸기를 시도한다. 아이가 알아듣거나 혹은 알아듣지 못하거나 하는 것은 중요하지 않다. 상황마다 반복해서 말을 걸고 익숙해지도록 해야 한다. 단, "이건 애플이야."라고 우리말과 섞어 말하거나, 영어로 말한 뒤 우리말로 해석해 주거나, 알파벳과 단어를 먼저 가르쳐서는 안 된다. 간단하고 쉬운 말이라도 완벽한 문장으로 말을 건네야 한다. 그래야 아이는 영어를 우리말처럼 자연스럽게 받아들이게 된다. 영어 듣기에 익숙해지면 다음에는 글자 익히기로 넘어간다. 문자 교육 역시 단어가 아니라 통문장으로 익히게 하는 것이 좋으며, 이때 가장 효과적인 수단은 그림책이다. 가능하다면 일찍부터 영어 그림책을 자주 반복해서 읽어준다."

영어 교육에 성공한 엄마들의 노하우를 되짚어 보면 아이에게 영어를 가르치는 것이 우리말을 가르치는 것과 다르지 않음을 발견하게 된다. 하긴, 영어도 언어이긴 마찬가지니 교육의 원칙이 다를 리 없지. 게다가 아이가 하게 될 영어가 〈뉴욕타임스〉를 읽고 토론하는 수준이 아니라 "나는 강아지가 좋아."나 "엄마 배가 고파요." 수준이라면 영어 못하는 엄마도 가능하겠다는 생각도 들었다. 게다가 그들은 아이에게 영어를 가르치면 엄마도 영어 실력이 좋아진다고 했다. 엄마들 대부분이 영어 공교육만 6년 이상을 받아온 사람들이므로 조금만 공부하면 간단한 대화 정도는 충분히 주도할 수 있다는 것이다.

### 영어 못하는 엄마도 정말 할 수 있을까?

영어 교육자들도 아이가 만 3세 이전에 매일 영어를 접할 수 있다면 '이중 언어 교육'이 가능하다고 말한다. 이중 언어 교육이란 두 개 이상의 언어를 동시에 학습하여 모두 모국어 수준으로 구사하도록 만드는 교육이다. 국적이 다른 부모를 둔 아이들이 일찍부터 두 개 이상의 언어를 접함으로써 바이링귀스트가 되는 것과 같은 이치다.

어떤 학자들은 연령이 어린 아이들의 두뇌엔 모국어 습득 장치와 외국어 습득 장치가 따로 있어서 동시에 여러 가지 언어를 배울 수 있다고 주장한다. 하지만 이 장치는 활용하지 않으면 곧 퇴화되어 이후에는 모국어를 통해 외국어를 이해하는 복잡한 구조를 갖게 될 수밖에 없단다. 영어권 나라로 이민을 간 경우 부모보다 아이들이, 그것도 어린 연령의 아이가 더 빨리 영어를 익히는 것도 그 때문이다. 그러니 가능하다면 영어 교육은 일찍 시작하는 게 더 좋은 것이다.

하지만 다시금 의문이 든다. 영어 조기 교육이 효과적이라는 것은 알겠는데, 정말로 영어 못하는 엄마들이 가르치는 게 가능할까? '하면 된다.'는 걸 뻔히 알면서도 못하는 게 평범한 사람들의 현실 아닌가. 매일 1시간씩 투자해 10문장만 외우면 1년 후 무려 3650문장을 구사하게 된다는 공허한 계산법에 의지해 좌절한 경험이 어디 한두 번이어야 말이지.

실제로 많은 엄마들이 영어 교육에 도전했다가 불과 2~3일이 지나기도 전에 당초의 계획을 까먹는다. "배고프지?" 하고 묻다가 "아차, 아차, 아 유 헝그리?"만 해도 다행이다. 어떤 때는 영어를 가르치기로 한 사실 자체를 까맣게 잊고 여러 날이 바람처럼 지나간다. 까마귀 고기를 삶아 먹었다고 해도 그렇지, 너무 했다 싶어 다시금 영어 교육에 도전해 보지만 그 역시 2~3개월을 넘기기가 힘들다.


## 우리말 잘하는 아이가 외국어도 잘한다

평범한 엄마들이 영어 조기 교육에 별다른 효과를 보지 못하는 이유는 두 가지다. 첫째는 엄마가 영어를 잘하지 못해서이다. 유명 사례를 통해 접하는 '영어 못하는 엄마도 할 수 있다'는 논리는 결코 틀린 것이 아니지만, 냉정하게 말하면 일반화될 수 없다. 체계적인 전문 지식 없이 가르칠 수 있다면 교사 자격증이 왜 필요하겠는가.

두 번째 이유는 우리 사회에서 영어를 쓰지 않기 때문이다. 6년 이상 영어 공교육을 받은 엄마가 간단한 대화조차 하지 못하는 것도 이 때문이고, 아이가 영어를 배우지 못하는 것도 마찬가지 이유에서다. 만약 아이가 접하는 사람들이 모두 영어를 쓴다면 아이는 배우지 않으려고 해도 영어로 말할 수 있게 된다.

그렇다면 영어 교육은 아예 포기하라는 뜻인가? 이 물음은 조금 고민해 봐야 한다. 이중 언어 교육의 수준은 아닐지라도 영어와 친숙한 환경을 조성함으로써 외국어 학습의 기반을 닦는 것은 의미가 있기 때문이다. 그림책을 읽지는 못해도 자주 접한 아이는 그러지 못한 아이에 비해 그림책을 더 잘 읽게 된다. 마찬가지로 뜻도 모른 채 "헤드 앤 숄더 니즈 앤 토"를 열심히 따라 부르던 아이는 나중에 영어로 인체의 명칭을 배울 때 더 잘 이해하게 된다.

하지만 영어 소리만 들어도 머리가 하얘지는 엄마라면, 들쑥날쑥 영어 교육을 하느라 아이에게 혼란과 스트레스만 줄 것이라면 아예 시도하지 않는 것이 나을 수도 있다. 교육 전문가들 중에는 섣부른 외국어 조기 교육으로 인한 피해에 대해 경고하는 이들이 더 많다. 자연스러운 언어 환경이 갖추어지지 않은 상태에서 비체계적인 교육을 받은 경우 언어 발달 지체 현상을 보이는 아이들이 많기 때문이다.

게다가 언어란 몇 마디 문장이나 동요 몇 곡, 비디오 몇 편으로 익힐 수 있는 것이 아니다. 하루 종일 우리말을 들으며 자란 아이도 우리말을 자유롭게 구사하기까지 최소 4~5년은 걸리지 않던가. 어차피 모국어 수준의 환경을 제공할 수 없다면 우리말을 열심히 가르쳐 언어 지능을 높이는 편이 낫다. 언어 지능이 높은 아이는 외국어도 잘 받아들인다.

## 영어 교육은 마라톤처럼 계속될 게임이다

우리의 아이들은 영어에 능숙하지 못하면 좋은 직장을 구하지 못하는 것은 물론 일상생활에서도 불편을 느끼는 세상을 살게 될 것이다. 세상을 점점 더 좁아지게 만드는 것은 발달된 교통수단이 아니라 언어라는 말도 있듯이, 글로벌 지구촌 시대를 살아갈 우리 아이들에게 영어는 넓은 세상과 자신을 연결하는 교량이 되어줄 것임이 분명하다.

하지만 그렇다고 해도 조금은 여유를 가지도록 하자. 영어 교육의 기회는 앞으로도 계속 찾아온다. 언어 능력이 확장되는 3세를 놓쳤다면 논리력이 발달하는 5세 때 시작하고, 그도 놓쳤다면 취학 즈음에 시작해도 늦지 않다. 엄마가 직접 영어 선생님이 되어 주지 못하면 언어와 사고 능력이 고도로 발달하는 시기를 기다렸다가 좋은 선생님이나 교육 기관을 찾아 주어도 된다.

너무 느긋한 것 아니냐고, 속 편한 소리만 하는 게 아니냐고 반문하는 엄마들도 있을 것이다. 그런데 아이가 자라면서 경험으로 알게 되는 것이, 영어 능력만 뛰어난 아이는 세상에 없다는 사실이다. 영어 잘하는 아이는 국어나 사회도 잘한다. 이는 영어 실력이 단순히 몇 마디 문장을 알아듣는 단편적인 인지 능력이 아니라 종합적인 사고력의 바탕 위에서 발전한다는 반증이다. 어려서부터 우리말 책을 열심히 읽고 다양한 체험을 한 아이가 나중에는 복잡한 영어 문법도 잘 이해하게 된다는 사실을 기억하자. 아이 교육은 편향되지 않은 넓고 든든한 지지대 위에서만이 찬란한 결실을 얻을 수 있다.

# 타고난 말썽꾸러기는 '때'를 기다려라

고향 후배와 식당에 갔을 때의 일이다. 오랜만에 시
내에서 만나 점심을 먹고 있는데, 식당 한켠에서 한
바탕 소란이 일었다. 나이 지긋한 한 할아버지가 세 돌쯤 되었을까 싶
은 아이에게 호통을 치고 있었는데, 식당을 쩌렁쩌렁 울리는 소리 때
문인지 식객들 모두 호흡을 멈춘 듯 조용해졌다.

"예끼 이 놈, 공공장소에서는 그러면 못 써!"

할아버지의 호통이 채 끝나기도 전에 아이가 찢어질 듯한 파열음을
내며 울어댔다. 보아하니 일행은 아닌 듯하고, 옆 테이블에서 심하게
떼를 쓰는 아이를 보다 못해 할아버지가 나선 모양이었다. 나의 입에
서 피식 웃음이 감돌았다. 저 할아버지 대단히 용감하시군. 요즘 세상
에 남의 집 아이를 대놓고 나무라다니….

곧이어 아이 엄마의 대응이 이어지리라 생각했다. 그런데 뜻밖에도 아이 엄마는 조용했다. 사실 그렇지 않은가. 당신이 뭔데 우리 애한테 이래라 저래라 하느냐, 어린 애들이 떼도 쓰고 장난도 하는 거지, 어른이 되어갖고 그것도 이해 못 하냐 하고 따지는 게 요즘 세상 아닌가. 나는 신기한 눈으로 아이 엄마를 돌아다보았다.

그때였다. 아이 엄마의 눈에서 눈물이 반짝 빛나는 것이 보였다. 나의 기대와 달리 아무런 대꾸도 하지 않은 엄마는 우는 아이를 안고 일어나 서둘러 식당을 빠져나갔다. 친구나 동생쯤으로 보이는 동행은 "내가 괜히 외식하자고 그래서…"라고 말하며 미안해했다. 이번에는 나의 입에서 웃음 대신 짧은 한숨이 새어 나왔다. 공공장소에서 버릇없이 구는 아이 때문에 곤욕을 치르는 일이 어디 그 아이 엄마뿐일까.

### 생각처럼 잘 되지 않는 아이 예절 교육

"아휴… 나는 저 엄마 심정 이해한다."

함께 밥을 먹던 후배가 숟가락을 놓으며 한숨을 쉬듯 이야기했다. 하긴, 후배도 둘째가라면 서러워할 정도로 '슈퍼 울트라 캡숑' 말썽꾸러기를 키운다. 국그릇 밥그릇 엎는 것은 보통이고, 식당 안의 운동장처럼 뛰어다니는 통에 함께 외식을 하는 일이 쉽지 않다. 게다가 몹시 '전투적이어서' 저보다 머리 하나는 더 큰 언니 오빠들도 그 녀석 앞에서는 꼼짝을 하지 못했다.

어떤 모임에서든 '호랑이 선생님' 역할을 담당해온 나도 그 녀석만큼은 감당이 잘 안 됐다. 눈이라도 부릅뜨면 화약고에 불이 붙은 듯 엄청난 목청으로 울어대니…. 그나마 나는 조금 무서워하는 시늉이라도 했는데, 정작 엄마는 마치 제 동생처럼 만만하게 여기는지 도통 말을 듣지 않았다.

"나는 내가 아이를 낳으면 아주 얌전하고 예절바르게 키울 수 있을 거라고 생각했어. 식당에서 뛰어다니는 애를 방치하는 엄마들을 보면 어쩌면 저렇게 자식 교육을 못 할까 하고 욕도 했지. 그런데 막상 아이를 키워보니 그게 마음대로 되지 않더라. 아무리 타이르고 모범을 보여도 애가 말을 들어야 말이지."

그렇다. 전에는 나 역시 후배와 비슷한 생각을 했다. 버릇없는 아이는 부모가 생활 교육을 잘 못해서 만들어진다고 말이다. 흔히 아이를 두고 '스펀지'에 비유하는데, 스펀지가 괜히 스펀지인가. 어려서부터 교육만 잘 시키면 청학동 도령 못지않게 예절바른 아이로 키울 수 있다고 믿었다. 그리고 아직도 얼마간은 그 생각이 옳다고 믿는다. 아이의 버릇없음에는 분명 부모의 그릇된 생활 교육이 원인으로 작용하기 때문이다.

문제는 날 때부터 '슈퍼 울트라 캡숑 말썽꾸러기'인 아이다. 이런 방법 저런 방법 다 써 봐도 도무지 차도를 보이지 않는 아이다. 여리고 조그만 녀석을 말썽 좀 부린다고, 혹은 예의 좀 지키지 않는다고 마구 때려줄 수도 없으니 대관절 이런 아이들은 어떻게 키워야 한단 말인가.

## 타고난 말썽꾸러기에겐 '시간'이 약이다

어느덧 틴에이저 대열에 접어든 아이의 엄마가 되고 보니 무릇 어른들 말씀만한 진리가 없다. 대표적인 것이 바로 '때가 되면'으로 시작되는 격언이다. 때가 되면 한다, 때가 되면 좋아진다, 때가 되면 나아진다 등 옛 어른들이 즐겨 말하는 '때의 철학'에는 유아의 발달 이론이 명쾌하게 함축되어 있다. 실제로 세상의 모든 아기들은 부모로부터 물려받은 유전 정보에 따라 '때'를 기다리며 발달을 이루어나간다. 덕분에 우리들은 발달 전문가에게 물어보지 않아도 아이들이 순조롭게 잘 자라고 있는지 파악할 수 있다. 일종의 '경험치'다.

아이들의 유난스런 버릇이나 행동이 잦아드는 것 역시 '때'가 있다. 선배 엄마들의 오랜 경험치에 따른다면 대개 서너 살 무렵, 혹은 예닐곱 살 무렵이 큰 전환기다. 얼마 전에 우리 집안의 '슈퍼 울트라 캡숑 말썽꾸러기'인 조카를 오랜만에 만났는데, 온 가족이 두 손 두 발 다 들게 만들던 녀석이 얌전한 아가씨로 돌변해 있었다. 얘가 갑자기 왜 이렇게 얌전해졌나 궁금해 했더니, 동생 하는 말이 세 돌이 지나면서 그냥 그렇게 스스로 변하더란다. 친정어머니는 옆에서 "그럼 애가 계속 그럴 줄 알았니? 다 때가 되면 의젓해 지는 법이야." 하며 거드셨다.

물론 '때'가 모든 것을 해결해 주는 것은 아니다. 앞서 지적한 바와 같이 아이들의 행동이나 성격은 타고난 기질과 양육자와의 관계, 주변 환경 등으로부터 매우 큰 영향을 받는다. 지나치게 청결을 강조하는 엄마와의 관계에서 까다로운 성격이 만들어지거나, 불안정한 양육 환경에서 공격적인 성격이 만들어지거나, 지나치게 허용적인 양육 태도에서 오히려 사회성이 결여되는 식이다. 만약 말썽꾸러기 아이의 성격이 그렇게 '만들어진' 것이라면 때가 된다고 해서 저절로 바뀌지 않을 것이다.

그러나 다행스럽게도 대부분의 아이들은 자라면서 엄마의 바람대로 순해진다. '얌전이' 수준은 아닐지라도 예전과 비교했을 때 확연하게 달라진다. 각 부문의 기본적인 발달이 완료되는 시점(대개 만 6세 경)에는 자신이 한 행동의 옳고 그름을 판단하는 것은 물론이고 타인과 어떻게 소통해야 하는지를 터득하기 때문이다. 정히 아이의 상태가 걱정스럽다면 발달 검사나 심리 검사를 받아보고, 그를 통해 특별히 문제가 없다면 느긋하게 때를 기다려도 좋다.


### 당장 힘든데 어떻게 '때'를 기다리나?

하지만 당장의 문제가 너무나 고역인 엄마들도 있을 것이다. 때가 되면 나아진다고 마냥 기다릴 수만은 없는 상황이라면 전문가를 찾아 진단을 받아보고, 조언에 따라 이런 방법 저런 방법을 동원해야 한다. 말썽꾸러기 아이들을 훈육하는 방법으로 전문가들이 가장 많이 추천하는 것은 '당근'과 '채찍'이다.

당근과 채찍을 쓸 때는 일관성을 유지해야 한다. 어떤 때는 되고 어떤 때는 안 되면 효과가 없기 때문이다. 또한 당근과 채찍의 내용도 신경을 써야 한다. 어떤 당근을 줄 것이냐는 엄마들이 이미 잘 알고 있을 것이다. 달콤한 칭찬도 좋고, 아이가 평소 좋아하는 과자도 좋다.

하지만 더 중요한 것은 채찍의 내용이다. 아이가 말썽을 부릴 때 아이를 진정시키거나 멈추게 하는 가장 좋은 방법은 아이의 몸을 구속(체벌이 아니라)하는 것이다. 한 아기 발달 전문가는 아이의 팔을 꽉 잡고 엄마의 눈을 응시하게 한 다음 왜 그렇게 하면 안 되는지를 완강한 목소리로 설명하라고 제안했는데, 꽤 효과가 높다. 버둥거려 봐야 소용이 없다는 걸 알게 되면 아이는 엄마와의 기 싸움에서 손을 들고 항복하게 된다.

애초에 아이가 말썽을 부릴 요인을 만들지 않는 것도 필요하다. 공공장소나 남의 집에서 더 유난스럽게 행동하는 아이라면 아예 가지 말라는 것이다. 괜스레 남의 눈치 보면서 아이도 괴로운 상황을 만들 이유가 없다. 그럼 아이와 마땅히 갈 데도 없는데 강아지처럼 집만 지켜야 하느냐고? 물론 그렇게 살 수는 없다. 하루 이틀도 아니고 어떻게 1년 365일 감옥살이를 할 수 있겠는가. 그럴 땐 장소를 바꾼다. 좁은 공간에서 많은 사람이 북적대는 곳보다는 넓고 자유로운 곳에서, 이왕이면 자연이 있는 곳에서 아이의 에너지를 발산시키는 것이다.

아이에 따라 놀이방에 보내는 것도 도움이 된다. 간혹 놀이방에서 더 큰 말썽을 일으켜서 혹 떼려다 혹을 붙이는 경우도 있지만, 가족의 품에 왕국을 건설했던 아이라면 제 마음대로 되지 않는 단체 생활을 통해 혹은 자신보다 훨씬 '센' 형들을 통해 변하기도 한다.

그런데 이런 방법들을 이미 다 시도해 보았지만 효과가 전혀 없었다고? 그렇다면 어쩔 수 없다. 말썽꾸러기 키우는 일도 팔자려니 생각하고 '때'를 기다리는 수밖에.

# 엄마 스스로 롤 모델의
# 자격을 갖춰라

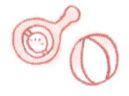 "우리 애는 왜 저렇게 밥상을 앞에 두고 딴 짓을 하
는지 몰라. 혹시 씹는 게 불편한가 싶어 먹기 편하
게 해줘도 소용이 없고, 빨리 먹으라고 잔소리를 해도 공염불이야."

늦둥이를 키우는 한 친구의 말이다. 불혹을 바라보는 나이에 낳은
첫아이니만큼 더 반듯하게 키우고 싶은데 마음처럼 잘 되지 않는다며
푸념했다. 하지만 밥상을 앞에 두고 딴 짓을 하느라 속이 터지는 것은
나의 친구뿐이 아닐 것이다. 심지어 우리나라 아이들이 다른 나라에
비해 식사 예절이 부족한 편이라는 지적도 있다. 어려서부터 엄격하게
식사 예절을 배우는 서양 아이들은 밥상 앞에서만큼은 신사가 된단다.
그런데 아이들이 이렇듯 예절이 부족한 것이 비단 잔소리가 부족하거
나 가르치지 않아서일까?

## 콩 심은 데 콩 나고 팥 심은 데 팥 난다

우리 아이가 놀이방에 처음 갈 때 이야기를 해보자. 직장 때문에 보모의 손을 빌 수밖에 없었던 나는 아이가 하루 종일 보모와 단둘이 지내느라 사회성이 떨어질 것이 염려되어 세 살이 되던 해 놀이방의 문을 두드렸다. 워낙 수줍고 내성적인 성향을 가진 우리 아이는 원장님을 보자마자 달팽이처럼 내 품속으로 파고들었다. 나는 "안녕하세요?" 하고 인사를 하라고 말했지만, 아이는 점점 더 웅크리기만 했다.

처음엔 아이 성격 탓이겠거니 했는데, 놀이방에 익숙해진 뒤에도 아이는 원장님이나 놀이방 선생님들께 먼저 인사를 하는 법이 없었다. 그저 고개를 약간 숙인 채 쑥스러운 표정을 짓는 것으로 인사를 대신했다. 놀이방에서 '배꼽 인사'를 가르치고 있을 텐데 왜 우리 아이가 인사를 잘 하지 않을까 염려하던 나는 어느 날 문득, 마치 도를 깨달은 사람처럼 그 이유를 알게 되었다.

이유는 바로 내게 있었다. 생각해 보니 내 자신이 별로 인사를 하지 않는 편이었다. 직장 생활을 하느라 친한 이웃이 많지 않은 데다 나 역시 내성적인 성향을 가진 터라 특별한 경우가 아니고서는 먼저 아는 척을 하는 법이 없었다. 매일 경비 아저씨를 만나도, 동네 아주머니들을 만나도 그저 어색한 표정을 지으며 지나치곤 했다. 그러니 아이가 마땅히 인사 예절을 배울 만한 롤 모델이 없었던 것이다.

나는 작정을 하고 인사를 하기 시작했다. 엘리베이터에서도 아는 사람, 모르는 사람 관계없이 "안녕하세요?" 하고 인사하고, 아파트를 들

락거릴 때마다 만나는 경비 아저씨에게도 매번 고개를 숙여 인사했다. 그런 시도가 반복되자 출근을 한 뒤 사무실에서도 "좋은 아침입니다." 하는 인사가 절로 나왔다. 나의 인사 한 마디로 사무실은 활기가 차는 느낌이었다. 더 반가운 것은 눈을 치켜뜨며 쑥스러운 표정만 짓던 아이 입에서도 "안녕하세요?" 하는 말이 나오기 시작했다는 사실이다.

아이가 하는 행동 습관의 뿌리는 대개 '부모'에게 있다. '대관절 우리 아이는 왜 그럴까?' 하는 의문을 품기 전에 아이를 돌보는 부모와 가족의 행동 습관을 돌아보자. 식사 예절이 좋지 않다면 먼저 우리 집의 식사 풍경부터 살펴야 한다. 아이가 밥상을 앞에 두고 딴 짓을 하는 데에는 여러 가지 이유(배가 고프지 않거나, 이유 훈련이 잘 되지 않아 씹거나 삼키질 못하거나, 애정 결핍으로 주의를 끌려고 하거나, 주의력 결핍 장애가 있는 등)가 있지만, 많은 경우 집에서 식사할 때의 환경이 산만하기 때문이다. 밥 먹을 때 꼭 TV를 봐야 하는 아빠, 자신은 먹지 않고 아이 밥 먹는 모습만 보는 엄마를 둔 아이라면 올바른 식사 예절을 기대하기 어렵다.

### 말보다는 행동으로 가르쳐야 효과 있다

또한 아이에게 무언가 가르칠 때 착각하기 쉬운 것이, 엄마가 하는 말을 아이가 다 알아듣는다고 믿는 것이다. 물론 엄마가 어떤 의미를 전달하려고 하는지는 두 살만 되어도 잘 알아듣는다. 하지만 아이의 기억은 엄마가 기대하는 것처럼 그리 오래가지 않을뿐더러 행동을 자꾸만 제약하면 분노의 감정만 강렬하게 느끼게 된다. 두 살배기 아이들도 10대 청소년 못지않은 반항아가 될 수 있다는 것이다.

아이는 연령이 어릴수록 부모의 행동을 모방함으로써 자신의 행동 패턴을 결정한다. 부모가 밥을 먹을 때, 문을 여닫을 때, 전화할 때, 다른 사람에게 말을 건넬 때, 물건을 다 쓰고 난 뒤 치울 때, 기쁨이나 슬픔을 표현할 때 등 일상생활에서 본 부모의 모습을 그대로 따라하는 것이다. 그리고 이런 과정은 아주 오래 전부터 매일매일 반복되어 온 것이다. 그러니 '말'로 이래라 저래라 한다고 아이가 단박에 예절바른 아이로 키우려는 부모의 깊은 뜻까지 헤아려 고칠 수는 없는 것이다.

오히려 평소 모방을 통해 아이 나름대로 학습한 행동을 갑자기 저지하는 것이 아이 입장에서는 부당하고 억울하다. 말이 유창하지 않아 "왜 엄마 아빠는 그렇게 하면서 나만 못하게 하는 거예욧!" 하고 따지지 못할 뿐이지 아이는 화가 나서 더욱 어긋나는 행동을 하게 된다. 때로는 자신의 행동이 부모의 관심을 끄는 듯하여 더 반복하려고 하는 강화 현상이 나타나기도 한다.

아이에게 가장 좋은 가르침의 방법은 말이 아니라 행동으로 모범을 보이는 것이다. 아이에게 인사를 하라고 말하기 전에 부모가 먼저 인사하고, 밥상 앞에서는 반듯하게 앉아 꼭꼭 씹어서 먹으며, 물건을 쓰고 난 뒤에는 항상 제 자리에 두는 모습을 보여야 한다. 그런 다음 예의바른 행동이 필요한 상황을 맞을 때 아이가 기억할 수 있도록 말로 가르친다. 말을 통한 가르침은 이렇듯 행동과 병행되었을 때만이 효과가 있다.

물론 이런 노력을 몇 차례 기울인 뒤에도 아이의 행동 습관에 변화가 나타나지 않을 수 있다. 어른도 나쁜 습관 버리기가 힘든데 아이라고 그것이 쉽겠는가. 이때 필요한 것이 반복 훈련이다.


### 예절이 습관이 되도록 반복해서 가르쳐라

나의 친정아버지는 평생을 은행원으로 사셨다. 은행은 예나 지금이나 예절 교육이 엄격하기로 유명한데, 아버지는 '친절한 지점상'을 타실 정도로 직원들의 예절 교육에 각별한 노력을 기울이셨다. 그래서 틈만 나면 아버지는 당신의 노력에 대해 말씀하셨다.

"잠꼬대를 할 정도로 연습을 하지 않으면 친절은 몸에 배지 않아. 본래 예절이란 인간의 본능에 반하는 것이거든. 힘들게 고개 숙여 인사하지 않고, 애써 웃으며 말하지 않고, 피곤하게 움직여 정리하지 않으면 몸은 편하지. 그래서 매일매일 연습을 해야 돼. 업무를 시작하기 전에 직원들과 10분씩 '안녕하십니까?'를 외치고 시작하는 날은 고객들불평도 줄어들어. 물론 고객이 즐거우면 직원들도 사기가 높아져서 업무 효율성도 좋아지지."

예전엔 아버지의 훈계를 참 고리타분하게 느끼곤 했는데, 자식을 키우는 입장이 되고 보니 어떤 교육 이론보다 쉽고 명확하게 다가온다. 아이를 위해 생활 예절을 가르치는 일도 마찬가지다. 아이는 옳거나 옳지 못한 것에 대한 판단을 어른처럼 하지 못한다. 물론 '예쁜 짓'이나 '미운 짓' 정도는 이해하지만 그것은 정확히 말하면 '부모가 좋아하는 짓'이나 '부모가 싫어하는 짓'일 뿐이다. 자신의 행동이 타인에게 미칠 영향에 대해 넓고 깊게 사고하지 못하기 때문에 아이를 위한 예절 교육은 더더욱 반복을 통해 습관으로 익힐 수 있도록 유도해야 한다. 비록 지금은 부모의 말이나 행동에 담긴 뜻을 다 헤아리지 못해도 아이는 자신의 예의바른 행동으로 인해 타인들이 즐거워한다는 것을 차츰 이해하게 된다.

그렇다고 말로 가르치기를 하지 말라는 의미는 아니다. 행동만큼은 아니지만 말로 하는 교육도 반복하면 효과가 있다. 아이가 부모의 소리를 오랫동안 관찰하면서 소리 내는(말하는) 방법을 배우듯 아이는 부모의 말을 오랫동안 들으면서 차츰 그 뜻을 헤아리게 된다. 밥을 먹고 나면 "고맙습니다."라며 인사하라고, 장난감을 가지고 논 뒤엔 보관함에 깨끗하게 넣어야 한다고, 친구들과 놀 때에는 사이좋게 지내야 한다고 반복해서 일러 주자. 적어도 사춘기 틴에이저가 되기 전까지 엄마의 잔소리는 아이들을 반듯하게 키우는 기름진 거름이 되어 준다.

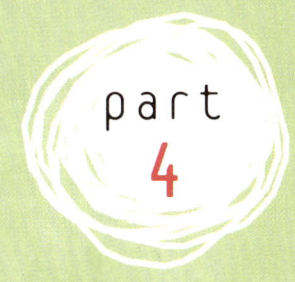

# 세심한 보살핌이
# 가장 좋은 약이다

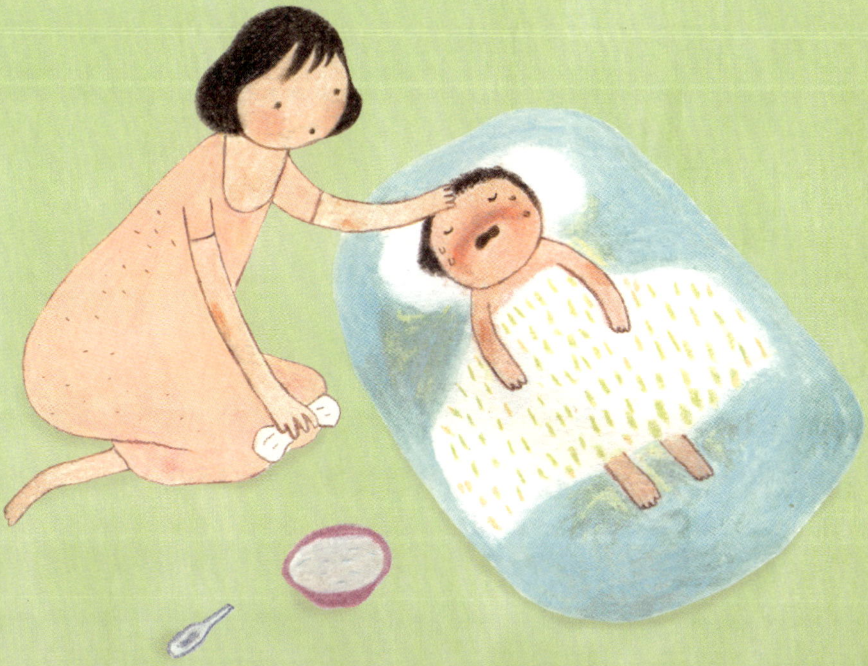

# 지독한 병치레 한번쯤은 겪는다

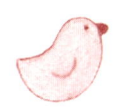 "개구쟁이라도 좋다. 건강하게만 자라다오."

꽤 오래 전에 인기를 끌었던 한 TV 광고의 문구다. 이 말은 요즘도 부모의 마음을 가장 잘 표현한 명언으로 회자되곤 하는데, 아이를 낳고 키우면서 비로소 그 절절한 뜻을 깨닫게 된다. 똑똑하게, 예쁘게, 씩씩하게 자라는 것도 좋지만 건강하지 않으면 무슨 소용이 있으랴. 아이의 건강은 다른 어떤 바람과도 바꿀 수 없는 가장 중요한 소망이다.

하지만 가장 중요하다는 것은 어쩌면 가장 힘들다는 뜻인지도 모른다. 아이들은 부모 마음은 아랑곳없이 꽤 자주 질병에 걸려 부모의 애간장을 태운다. 단 한 번도 질병에 걸리지 않고 자라는 아이는 세상 어디에도 없다. 나 역시 딸아이가 생후 18개월에 접어들던 무렵 아이에게 건강이 얼마나 소중한 것인지, 아픈 아이를 지켜보는 부모의 마음이 어떤 것인지 알게 되었다.

물론 아이가 아픈 것이 처음은 아니었다. 생후 10개월쯤과 돌 무렵에 가벼운 '열 감기'로 병원 신세를 진 적이 있지만 아이는 별다른 고생을 하지 않고 며칠 만에 건강을 되찾았다. 두어 번의 병치레를 너무 수월하게 한 탓이었을까? 아이는 오래지 않아 나의 피를 바싹 말려서 온몸을 포로 만들어버릴 정도로 지독한 감기치레를 했다. 자식 건강은 자랑하는 게 아니라더니, 집안 어른들과 친구들 앞에서 "우리 애는 참 건강해." 하며 입초사를 떨었던 것이 후회스러웠다.

처음에는 대수롭지 않게 생각했다. 소아과에서 처방 받은 약만 잘 먹이면 전처럼 금세 건강해지려니 생각했다. 그런데 아이는 2주가 넘도록 코를 훌쩍거렸고 기력도 자꾸만 떨어졌다. 어디선가 노래 가락 한 소절만 흘러나와도 신나게 엉덩이를 흔들어대던 아이가 풀기 없는 표정으로 자꾸 누우려고만 하자, 가슴 한켠에 불안이 똬리를 트는 게 느껴졌다. 그리고 어느 날 밤, 마침내 올 것이 왔다.

열이 오르다 못해 핫팩처럼 뜨거워진 아이를 안고 병원을 찾았더니 의사는 중이염이라는 진단을 내렸다. 머리가 하얘졌다. 며칠 전에는 감기라더니 웬 중이염? 그렇다면 오진했다는 건가? 당시만 해도 나는 아이들은 이관(인두와 중이를 연결하는 콧속 기관)이 짧아 감기에 걸리면 쉬 합병증이 올 수 있다는 사실을 몰랐기 때문에 의사의 진단이 황당하게 들렸다. 항생제를 2주 이상이나 먹여야 한다는 말을 들었을 때는 분노까지 치밀었다.

그리고 아이의 상태는 기다렸다는 듯 더 나빠졌다. 밤에는 뜨끈뜨끈한 몸으로 귀가 아프다며 잠을 설쳤고 낮에는 악동처럼 신경질을 부려댔다. 마치 엄마로서 나의 인내심은 어느 정도인지 시험하듯 달래고 얼러도 소용없는 실랑이가 끝도 없이 이어졌다. 게다가 항생제엔 밥맛 떨어지는 성분이라도 들었는지 항생제를 먹기 시작한 지 딱 1주일 만에 아이 얼굴은 중환자처럼 변해 버렸다. 핼쑥하다 못해 까만 낯빛을 띠고 칭얼대는 아이를 지켜보자니 가슴이 먹먹해 왔다.

나는 중이염이 대단한 병인 줄 그때 처음 알았다. 나 자신이 중이염에 걸려본 적이 있었음에도 불구하고 중이염 때문에 아이가 죽을지도 모른다는 바보 같은 생각을 했으니까. 그럴 때면 아이에게 주문을 걸 듯 말했다. 다른 건 아무래도 좋으니 제발 아프지만 마라, 응?

## 아이가 아픈 것이 꼭 나쁜 것은 아니다

아이의 중이염은 진단을 받은 지 꼭 3주 만에 사라졌다. 숟가락만 봐도 고개를 젓던 아이가 밥을 먹기 시작했고, 뺨에는 다시 발그레한 빛이 살아났다. 하지만 지독하리만치 혹독한 병치레를 하고 난 뒤 나는 더 이상 아이 건강에 초연할 수가 없었다. 감기 들까 두려워 산책 나가는 일조차 조심스러웠고, 나무라는 사람 없어도 아이를 잘 돌보지 못했다는 죄책감이 밀려왔다.

"중이염? 너, 고생 많았겠구나."

선배의 한 마디 말에 눈물이 왈칵 쏟아졌다. 중이염을 앓은 뒤 세상을 등진 듯 집안에만 틀어박혀 지내는 우리 모녀를 찾아온 선배는 나의 등을 토닥거리며 이렇게 말했다.

"애들이 열 살 될 때까지 부모를 열 번 기절시킨다는 말 들어 봤니? 나는 벌써 네 번쯤은 기절할 뻔 했어. 하지만 넌 이제 겨우 한 번이잖아. 어릴 때 적당히 아파야 더 건강해진다는 말도 있더라. 더 튼튼해지려고 아팠던 거다 생각해."

나를 위로하기 위해 했던 선배의 말은 실제로 맞는 말이다. 아이는 질병을 이겨내면서 세상과 맞서 싸우는 힘을 기른다. 이것이 바로 날 때부터 인간의 몸에 내재된 면역력이다. 인간은 누구나 외부의 병원체로부터 몸을 보호하는 일련의 방어 체계를 가진 덕분에 세균과 바이러스들이 우글거리는 세상에서도 건강하게 살 수 있다.

처음엔 신체의 각 기관들이 병원체를 막아낸다. 우리 몸을 덮고 있는 피부는 인체의 장기를 보호하고, 눈썹은 깜빡임으로 이물질을 막아내며, 호흡기는 작은 먼지와 병원체를 걸러낸다. 뿐만이 아니다. 우리가 더럽게 여기는 콧물도, 침도 병원체를 막기 위한 1차 방어 기제 역할을 한다.

언젠가 육아 잡지에도 실렸던 재미있는 '면역' 이야기를 소개해 보자. 페니실린을 발견한 과학자 플레밍은 세균을 배양하던 유리그릇에 그만 콧물을 떨어뜨리고 말았다. 어이없는 실수였지만 며칠이 지난 뒤 그는 유리그릇 속의 세균이 사라진 것을 알게 되었다. 점액성 체액에 들어 있는 1차 방어 기제인 '리소자임'이라는 살균 성분을 발견한 것이다.

물론 1차 방어 기제는 철옹성이 아니다. 아이들이 질병에 걸렸다는 것은 세균이나 바이러스가 이런 자연 면역 체계를 뚫고 침입했음을 의미한다. 이때부터 인체는 2차 방어 기제, 즉 후천 면역 시스템을 발동시킨다. 우리의 몸속을 흐르는 혈액 속의 백혈구는 수많은 항체를 만들어 병원체를 공격한다. 이 작은 병사들이 처절한 전쟁에서 승리하면 아이를 괴롭히던 질병도 사라지는 것이다.

그리고 이 과정에서 '아픈 만큼 튼튼해지는' 비결이 만들어진다. 인체의 면역 시스템은 항체들의 전투를 낱낱이 기록하고, 이 기록 덕분에 아이는 한번 걸린 질병은 다시 걸리지 않거나 걸리더라도 가볍게 앓고 이겨낼 수 있는 힘을 얻는 것이다.


## 예방접종은 신경 써서 꼭 해줘야 한다

그럼 아이가 자주 아픈 것이 더 좋다는 뜻일까? 그렇지는 않다. 질병에 너무 자주 걸리면 항체들도 지치게 마련이고, 전투에서 항상 이길 수 있는 것은 더더욱 아니기 때문이다. 특히 아이들은 질병과의 싸움에 수반되는 고통(열이나 통증, 무기력함 등)을 견디는 힘이 약하다. 어떤 경우에는 질병보다 증상이 더 문제가 되기도 한다. 이 때문에 병원에서 처방하는 약의 대부분이 증상을 완화시키는 것들로 이루어지는 것이다.

어쨌든 아이가 가진 '초보 항체'들이 병원체의 공격을 막아내지 못한다면, 혹은 병원체의 힘이 워낙 막강하다면 아이는 생명이 위태로운 상황을 맞을 수도 있다. 이런 상황에 대비해 만들어진 것이 바로 백신이다. 백신이란 곧 독성이나 활성도를 줄여서 배양한 병원체를 말한다. 약화된 병원체를 몸에 주입해 작은 전투를 치르게 하면 항체들은 똑같은 코드를 가진 병원체들을 이겨낼 힘을 기르게 된다. 아기를 낳고 퇴원할 때 병원에서 아기 수첩을 만들어 주며 예방접종을 신신당부하는 것도 이 때문이다.

홍역이나 디프테리아, 파상풍 등 아이의 생명을 위협할 정도로 위중한 질병은 대개 예방접종만으로도 충분히 막아낼 수 있다. 알고 보면 우리나라의 의료 시스템도 잘 정비되어 있어서 새내기 국민인 아이들의 건강을 위해 좋은 백신들을 싼 값에 공급해 준다. 그러니 엄마에게 주어진 역할은 날짜를 잘 지켜 꼬박꼬박 예방접종을 받게 해주면 되는 것이다.

물론 엄마의 역할이 여기서 끝나는 것은 아니다. 아이들은 자라는 동안 생명을 위협할 정도는 아니어도 충분히 괴롭히고도 남을 수많은 병원체들을 만난다. 이때 1차 방어 기제가 건강한 아이들은 질병에 쉽게 노출되지 않는다. 즉, 몸이 튼튼한 아이들의 체액 속에는 앞서 설명한 리소자임 같은 살균 성분이 많이 들어 있어서 체내로 침투하는 병원체들을 퇴치하거나 수를 현격하게 줄여 준다는 이야기다. 우리 속담에 '호미로 막을 것을 가래로도 못 막는다.'는 말이 있는데, 몸이 튼튼하면 호미로 막는 정도의 노력만으로 질병은 물리치고 면역력은 높이는 일석이조의 효과를 얻을 수 있다.

### 잘 먹이고, 잘 놀아 주고, 사랑해 주어라

아이가 아프다고 너무 걱정하고 두려워하지 말자. 질병은 결코 환영할 수 없는 존재지만, 아이가 스스로 해결하면서 가야 할 삶의 과제와 같은 것이다. 엄마인 우리들이 할 일은 아이가 질병을 잘 이겨낼 수 있도록 평소 튼튼한 몸과 마음을 기를 수 있도록 도와주는 것이다.

아이의 평소 건강관리는 특별하지 않다. 골고루 먹이고, 잘 놀아 주고, 사랑해 주는 것이 곧 건강관리다. 물론 질병에 대한 지식을 쌓고 가급적 병원체에 노출되지 않도록 조심하는 것도 필요할 것이다. 아이들이 잘 걸리는 질병은 어떤 것이 있는지, 질병에 걸렸을 때는 어떻게 돌봐야 하는지 알아두면 아이가 고생을 덜하면서도 빨리 질병을 이겨낼 수 있다. 그렇게 질병을 극복하며 자란 아이는 엄마의 바람처럼 누구보다 건강하게 자랄 수 있을 것이다.

# 아이 때 걸리는 질병엔 법칙이 있다

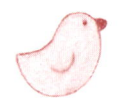 아이가 웬만큼 자란 뒤에야 깨달은 사실이지만, 어린 아이들이 걸리는 질병에는 나름의 법칙이 있다. 첫째는 자주 걸리는 단골 질병이 있다는 사실이고, 둘째는 단골 질병만 잘 관리해도 아이를 건강하게 키울 수 있다는 점이다. 그래서 나는 어린 아이를 키우는 후배 엄마들을 만나면 이렇게 말한다. 감기, 기저귀 발진, 땀띠 관리만 잘해도 아이가 건강하게 자랄 것이라고.

물론 이것은 나만의 개똥철학은 아니다. 소아과 의사들 이야기를 들어 보면 아이들에게 가장 흔한 질병은 호흡기 질환, 피부 질환 순이라고 한다. 특히 대표적인 호흡기 질환이자 바이러스 질환인 (비)인두염, 즉 감기는 소아과를 찾는 아이 환자 중 절반이 넘는다. 오죽하면 '감기가 전 세계 의사들을 먹여 살린다.'는 말까지 있을까.

## 아픈 아이들 중 절반 이상은 감기 환자

물론 감기는 아이들뿐 아니라 어른도 자주 걸린다. 더 나아가 남자와 여자, 인종과 민족, 추운 지방과 더운 지방을 가리지 않고 찾아드는 질병이 바로 감기다. 문제는 어른과 달리 아이는 기관이 덜 성숙된 데다 면역력이 약해 감기에 걸릴 가능성이 더 크다는 사실이다. 소아과 의사들이 해마다 보고하는 연구 자료에 따르면 건강한 아이도 1년 중 5~7회 정도는 감기에 걸린다고 한다. 엄마 입장에서 보면 감기는 아이를 키우는 동안 져야 할 필연적인 짐인 것이다.

따라서 엄마는 감기를 비롯한 호흡기 질환에 대해 미리 공부해 둘 필요가 있다. 왜 호흡기는 자주 고장이 날 수밖에 없는지, 호흡기는 어떻게 관리해야 하는지 등등.

먼저 호흡기가 무엇인지부터 알아보자. 호흡기는 말 그대로 호흡에 필요한 모든 기관, 즉 코(비)와 입, 인두와 후두, 기관지, 폐 등을 가리킨다. 코와 입을 통해 들어온 공기는 인두와 후두, 기관지를 거쳐 폐로 흘러간다. 여기서 인두란 코와 입 안쪽 부위를 말하고 후두는 기도와 식도가 갈라지는 부위다. 기관지는 미세한 관들을 통해 폐 전체로 퍼지는데, 의대생들이 공부하는 교과서 그림을 보면 꼭 나무뿌리처럼 생겼다. 아이를 데리고 병원에 갔을 때 듣게 되는 비인두염, 기관지염(혹은 세기관지염), 후두염, 폐렴 등은 바로 호흡기의 어느 부위에서 문제가 생겼는지를 말해 주는 것이다.

다음은 호흡기가 우리 몸에서 하는 일을 알아보자. 호흡기는 인체에 산소를 공급해 줄 뿐 아니라 '거름망' 역할을 한다. 거름망이라는 표현은 내가 육아 잡지를 만들던 시절, 잠꼬대를 할 정도로 자주 쓰던 말이다. 소아과 의사들도 이 표현을 즐겨 쓰는데, 그 이유는 실제로 호흡기가 온갖 유해 요소들을 걸러주기 때문이다. 만약 호흡기가 거름망 역할을 하지 못한다면 우리는 온갖 질병에 다 노출되어 아마도 몇 년을 채 살지 못할 것이다.

그런데 이 고마운 역할 때문에 호흡기에 종종 트러블이 생기곤 한다. 때로는 아직까지 그 수가 밝혀지지 못했을 정도로 수많은 바이러스에 의해, 때로는 더러운 무언가에 붙어온 세균에 의해, 때로는 신경이나 장기의 기능을 저해하는 유해 가스 때문에 호흡기가 고장 나 버리는 것이다.

### 호흡기 관리만 잘해도 아이가 건강하다

사실 건강한 어른이라면 호흡기에 조금 이상이 생긴다고 해도 크게 문제가 되진 않는다. 우리 몸이 가진 면역력에 의해 오래지 않아 본래의 모습을 되찾기 때문이다. 감기 걸렸다고 병원을 찾는 어른이 몇이나 되겠는가. 여간 지독하지 않고서는 그저 감기인가 보다 하고 견디다가 몸이 좀 고생스러우면 약국에 가서 쌍화탕에 종합감기약이나 사다 먹는 걸로 끝이다.

하지만 아이는 그렇질 못하다. 감기 기운이 있다 싶으면 금세 숨쉬기 곤란한 듯 쌕쌕 소리를 내며 숨을 몰아쉬고, 밤새 열이 펄펄 끓어 엄마를 혼비백산하게 만든다. 드물긴 해도 아예 호흡곤란 증세를 보여 한밤중에 응급실로 뛰어가게 만드는 아이들도 있다. 그 뿐이 아니다. 호흡기 질환은 오래 간다 싶으면 꼭 합병증을 불러온다. 감기 앓다 중이염이 되거나 기관지염을 앓다 폐렴으로 발전하는 식이다. 그러니 엄마 입장에서 보면 어떡해서든 아이의 호흡기에 문제가 생기지 않도록 관리해 주는 게 최선이 되는 것이다.

호흡기 질환을 100% 예방하는 것은 불가능하지만 평소 아이의 호흡기가 튼튼해질 수 있도록 세심하게 관리하자. 아이의 호흡기가 건강하다면 설령 호흡기 질환에 걸린다고 해도 상태가 급속도로 악화되거나 오래도록 질질 끄는 일이 드물다. 흔히 감기와 같은 바이러스 질환은 원인 치료가 아니라 대증 치료를 하는데, 여기서 대증 치료란 원인 바이러스를 죽이는 것이 아니라 증상을 완화시킴으로써 병을 수월하게 극복하도록 돕는 치료를 말한다. 결국 아이 스스로 질병을 이겨낼 힘이 없다면 치료 효과도 줄어들 수밖에 없는 것이다.


### 실내 습도와 바깥 운동에 신경 쓰자

아이의 호흡기 건강을 위해 엄마가 할 일은 먼저 집안 환경을 쾌적하고 건강하게 관리하는 것이다. 호흡기에 좋은 실내 환경이란 덥지도 춥지도 않은 온도(20~25℃)에 쾌적한 습도(40~60%)를 유지하며, 세균이나 미세먼지, 진드기 등이 살지 않는 곳이다. 특히 습도 관리는 각별히 신경을 쓰지 않으면 안 된다. 요즘엔 대부분의 주택이 습기를 빨아들이는 콘크리트 구조물이어서 실내가 매우 건조하다. 건조한 공기에 의해 호흡기 점막이 마른 상태가 되면 본래의 거름망 역할을 잘 수행하지 못하게 된다. 그런데 습도계로 집안 습도를 재어 보면 40% 이상을 유지하는 것이 여간 힘든 일이 아니다. 가습기든 젖은 빨래든 모든 수단과 방법을 동원하여 항상 촉촉한 상태를 유지할 수 있도록 신경을 쓰자.

다음은 운동이다. 단, 실내에서 하는 운동으로는 부족하고 집밖으로 나가 신선한 공기를 쏘이면서 해야 호흡기가 튼튼해진다. 물론 마음처럼 잘 되지 않을 수도 있다. 나의 경우만 해도 날이 쌀쌀하다 싶으면 꼼짝도 하지 않고 집에서만 보낸 적이 많았다. 아이와 함께 집밖으로 행차하는 것이 번거롭기도 했고 찬 공기가 감기를 일으킨다고 생각했기 때문이다.

하지만 통념과 달리 쌀쌀한 날씨가 감기의 직접적인 원인은 아니다. 쌀쌀한 날씨에 무방비로 노출된다면 생체 리듬이 깨지고 그 사이를 바이러스가 비집고 들어올 가능성이 높은 것은 사실이지만, 아이가 심한 온도 차를 느끼지 않도록 해주면 전혀 문제되지 않는다. 옷을 따뜻하게 입히되(이것도 과해서는 안 된다) 땀 흘린 후에 한기를 느끼지 않게만 해준다면 쌀쌀한 공기를 마시며 운동하는 것이 아이의 호흡기 건강에 훨씬 좋다.

## 피부 건강은 청결 관리만으로는 안 된다

호흡기 질환 다음으로 아이를 괴롭히는 것은 이런 저런 피부 트러블이다. 요즘 엄마들이 가장 무서워하는 아토피성 피부염부터 기저귀 발진, 땀띠, 지루성 피부염, 농가진 그리고 여러 가지 전염성 피부 질환까지. 비록 아이를 위중한 상태로 몰고 가는 경우는 드물지만 다른 어떤 질병보다 간호하기가 까다롭다. 왜냐하면 피부에 문제가 생기면 가렵고, 따갑고, 아프고, 불쾌하기 때문에 아이의 신경이 극도로 날카로워진다. 어른이라면 어느 정도 참을 수 있겠지만 아이는 자신의 고통을 잘 받아들이지 못해 엄마에게 온갖 짜증을 부려댈 수밖에 없다.

그런데 호흡기 질환처럼 피부 질환도 100% 예방이 불가능하다. 세균이나 바이러스, 진드기, 세제, 과민성 체질, 생활습관 등 질병을 일으키는 원인이 다양해서 엄마가 무균실 같은 환경을 만들어 주지 않는 한 아이는 어느 정도 피부 트러블을 겪을 수밖에 없는 것이다. 하지만 호흡기 질환에 비해 예방의 효과는 크다. 아이 주변의 환경을 쾌적하게 관리하면서 피부 저항력을 기르는 약간의 노력만 한다면 피부 질환 때문에 크게 고생할 일은 없을 것이라는 이야기다.

그럼 피부 저항력은 어떻게 길러주어야 할까? 먼저 실내를 쾌적하게 관리해야 한다. 피부 역시 호흡기 점막처럼 건조한 환경에서는 기능이 떨어진다. 기능이 떨어지면 자연히 질병에 걸릴 위험도 커진다. 아이 피부가 까칠해졌다 싶으면 피부가 약하거나 문제가 생겼나 싶어 걱정하는데, 이 경우도 대부분은 실내 환경이 건조하기 때문이다. 습도만 빵빵하게 올려 주어도 아이의 피부는 금세 생기를 되찾을 것이다.

　다음은 엄마들도 잘 아는 생활 수칙들이다. 피부에 자극을 주지 않도록 면옷을 입히고, 기저귀는 자주 갈아주며, 집안을 자주 청소하고, 아이의 피부를 깨끗한 상태로 유지해 주는 것이다. 단, 피부를 깨끗이 하는 것에 너무 집착해서는 안 된다. 목욕을 너무 자주 시키면 아이의 피부가 오히려 약해진다. '건강＝청결'이라는 공식에 따라 하루 한 번 이상 목욕을 시키지 않으면 큰 일이 나는 것처럼 생각하는 엄마들이 많은데, 피부과 의사들에게 물어보면 2~3일에 한 번 정도 목욕하는 것이 피부 건강에 더 좋다고 한다. 땀을 많이 흘려 자주 목욕을 해야 한다면 보습제를 충분히 발라서 피부가 건조해지지 않도록 하고, 세제를 너무 많이 쓰거나 박박 문질러서 오히려 피부에 과도한 자극을 주지 않도록 하자.

# 최소한의 간호 상식을 갖춰라

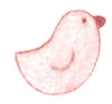 TV 드라마를 보면 아픈 사람을 간호하는 방법이 천편일률적이다. 어떤 병에 걸렸는지는 상관이 없다. 아픈 사람은 꼭 이마에 젖은 물수건을 얹은 채 두꺼운 이불을 덮고 누워 있다. 물수건을 얹은 것으로 보아 열이 나는 모양인데 이불은 왜 덮고 있는지 알 길이 없고, 옆에 앉은 사람은 병이 나았는지 확인하기 위해 연신 이마만 짚어 본다. 이쯤 되면 작가나 연출자가 창의력이 부족하다고 해야 할지, 아니면 간호 상식이 잘못되었다고 해야 할지 난감한 노릇이다.

아이의 질병은 의사가 처방한 약이나 주사만으로 낫는 것이 아니다. 아이가 병을 이겨낼 수 있도록 힘이 되어 주는 엄마의 손길이 때로는 약이나 주사보다 근본적인 치유 효과를 내기도 한다. 하지만 엄마의

손길이 늘 도움이 되는 것도 아니다. 안타깝고 섭섭한 일이지만 엄마의 손길이 아이의 병을 더욱 악화시킬 때도 있다. 특히 엄마가 잘못된 간호 상식을 갖고 있다면 TV 드라마에 나오듯 치유에 전혀 도움이 되지 않는 행동을 하게 된다.

### 잘못된 간호 상식은 아이만 괴롭게 한다

엄마가 된 뒤 동병상련의 정으로 가까워진 친구 이야기를 해보자. 아이가 기관지염에 걸려 간호하느라 끼니도 거르고 있다길래 김밥 몇 줄을 사서 들고 그 친구를 찾아갔다. 아이는 생각보다 건강해 보였는데, 친구 얼굴은 아이보다 더 수척해져 있었다.

"애가 기침을 너무 많이 해. 밤에는 기침 때문에 통 잠도 자질 못해서 나도 덩달아 못 잤어. 낮에는 그래도 괜찮은데 밤만 되면 가르랑 가르랑 가래 끓는 소리까지 나서 내가 더 답답하더라고. 그래서 가습기에 코를 대고 있으라 그랬지. 가래라도 좀 묽어지면 뱉기 쉽게 하려고 말이야. 처음엔 시원한 느낌이 들어 그런지 애도 좋아했는데 웬걸, 어제 아침부터는 콧물까지 줄줄 흘리는 거야. 의사 선생님한테 이야기했다가 혼만 났어."

아픈 아이를 간호하기 위해 갖은 정성을 다했지만 친구는 기관지염에 걸리면 찬 공기가 증상을 더 악화시킬 수 있다는 점에 대해서는 미처 몰랐던 모양이다. 하긴, 첫아이 키우는 초보 엄마가 아이들 질병에 대해 알면 얼마나 알겠는가.

"기침만 안 해도 좀 살겠어. 물약이 기침약이라던데 꼬박꼬박 먹여도 왜 계속 기침을 하는 거지? 내가 다니는 병원 선생님이 너무 양심적인 의사라 약을 세게 안 지어주나 봐. 밤에는 열도 많이 나는데 그냥 해열제 사다 먹일까?"

### 어떻게 간호해야 아이가 덜 힘들까?

물론 아이를 간호하다 저지르는 실수는 자연스럽다 못해 당연한 일인지도 모른다. 일 년 열두 달 열두 개의 육아 잡지에 매번 아이의 간호법에 관한 기사를 내보내면서 '태정태세문단세…' 하고 연표를 외우듯 간호 상식을 외우게 된 나도 여전히 실수를 한다. 엄마가 의사가 아닌 다음에야 어찌 질병의 모든 것을 이해하고 대처하겠는가. 오히려 설은 지식만 쌓았다간 아이의 상태를 더욱 악화시킬 수도 있다.

하지만 아이가 건강하게 자라길 바라는 엄마라면 최소한의 간호 상식은 갖추어야 한다. 그래야 아이가 보다 수월하게 질병을 이길 수 있고, 질병도 빨리 낫는다. 그럼, 초보 엄마들이 가장 곤란을 느끼거나 궁금해 하는 점들을 중심으로 간호법의 내용을 소개해 보자.

**열 날 때** | 아이를 간호할 때 초보 엄마를 가장 당황하게 만드는 순간은 아이 몸에서 열이 날 때인데, 엄마는 이 열을 어떻게 떨어뜨려야

할지 궁금할 것이다. 낮에 다녀온 소아과 의사가 미리 해열제를 미리 처방해 준 경우가 아니라면 엄마로서는 마땅히 아이의 고통을 덜어 줄 수 없어 걱정만 깊어진다.

그런데 의사들은 열이 나쁜 것만은 아니라고 이야기한다. 아이의 몸이 병원체와 당당히 사투를 벌이고 있다는 증거가 바로 '열'인 까닭이다. 따라서 무조건 열을 떨어뜨리는 게 능사는 아니라고도 한다. 하지만 이것은 너무나 원칙적인 이야기이고, 엄마 입장에서는 열 때문에 끙끙거리는 아이를 보기 힘들어 어떻게 해서든 열을 내려주고 싶을 것이다.

이럴 때는 먼저 아이의 체온부터 제대로 재어 보자. 요즘엔 디지털 방식의 귀체온계가 일반화되어서 딱히 체온 재는 법에 대해 공부할 필요는 없다. 한 손으로 아이 귀불을 잡아당기면서 귀 안쪽의 체온을 두세 번쯤 재본다. 아이의 체온이 37℃ 이상이라면 미열, 38℃ 이상이라면 고열이라고 봐야 한다. 물론 고열이라면 적극적으로 열을 내려주어야 한다. 하지만 아이의 체온이 39℃ 이상이라면(게다가 경기까지 한다면) 한밤중이라도 응급실로 달려가는 것이 낫다. 특히 돌 전의 영아라면 고열 자체만으로도 아이에게 위험한 상황이 생길 수 있기 때문이다.

열을 내릴 때는 아이의 옷을 벗기고 미지근한 물수건으로 몸을 닦아주는 것이 기본이다. 잠깐 닦아 주는 것이 아니라 20분이든 30분이든 열이 내릴 때까지 닦아야 한다. 그런데 이 방법은 생각보다 굉장히 힘들다. 아이가 무척 싫어할 뿐 아니라 엄마도 고되기 때문이다. 하지만 어쩌랴. 힘들어도 하는 수밖에. 해열제를 먹일까 말까 고민하느니 일단은 열심히 닦아주자. 단, 이때 주의할 것이 있다. 아이 이마에 물수건을 얹어 놓거나 옷을 잔뜩 껴입히는 것은 아이의 열을 더욱 부채질하는 행동이다. 가급적 아이를 시원한 상태로 두되 오한을 느낄 것이 염려된다면 얇고 헐렁한 면옷 한 벌 정도만 입혀 둔다.

해열제를 먹일 것이냐의 문제는 의사도 아닌 필자가, 그것도 어떤 질병인지 모르는 상태에서 섣불리 왈가왈부할 문제는 아니다. 물론 사석에서 만난 소아과 의사는 부루펜이나 타이레놀을 한두 번 먹인다고 잘못되지는 않는다 했지만, 갓난아기의 경우는 소량의 약이라도 민감하기 때문에 엄마가 함부로 결정해서는 안 된다. 따라서 가장 현명한 방법은 소아과에서 약을 처방해 줄 때 어떤 질병이든 관계없이 "만약 열이 나면 어떻게 할까요? 집에 있는 해열제를 먹여도 될까요?"라고 매번 물어보는 것이 안전하고 현명한 방법이다.

**코 막히거나 기침할 때** | 소아과에서 진료를 받았다면 이미 증상을 덜어주는 약을 처방받았을 것이다. 하지만 약을 먹는다고 금세 좋아지는 것은 아니기 때문에 아이가 조금이라도 덜 고생하도록 도움은 주어야 한다. 가장 먼저 할 일은 집안의 습도를 높이고 찬 기운을 갑자기 쏘이지 않도록 유의하는 것이다. 단, 예외적으로 후두염의 경우는 찬 증기를 쏘이는 것이 증상을 일시적으로나마 가라앉혀 준다고 한다. 기침이 심하면 기침을 하다 토하기도 하는데 토하는 원인이 기침 때문이라면

크게 걱정할 필요는 없다. 기침을 하느라 힘이 들어 지친 아이의 등을 살살 쓸어주면서 안정을 취하게 해준다.

보기만 해도 엄마 코가 더 답답하게 느껴지는 코 막힘도 뾰족한 수는 없다. 실내 환경을 쾌적하게 한 다음 자세를 바꿔 주고, 너무 차지 않은 선에서 가끔 신선한 공기를 쐬어 주고, 아이의 신경을 다른 재미있는 것으로 돌려 잊게 하는 수밖에. 다행인지 불행인지 코 증상과 관련된 약은 졸림 현상을 수반하는 경우가 많아서 아이가 잘 자는 편이다.

**밥 먹일 때** | 아픈 아이에게 주는 음식은 무조건 소화가 잘 되는 것이라야 한다. 아이는 몸 어딘가에 이상이 생기면 대개 소화력이 떨어지기 때문이다. 소화가 잘 되는 음식 하면 무조건 죽부터 생각하는데, 죽이 소화가 잘 되는 것은 사실이지만 재료도 신경을 써야 한다. 아이가 많이 힘들어하는 상태라면 지방이 많은 고기나 달걀 등은 피하고 채소 위주로 먹인다. 찹쌀이나 멥쌀만으로 담백하게 죽을 쑤어 주는 것도 괜찮다.

하지만 목이 부었거나 항생제 등 입맛이 떨어지는 약을 먹거나 하는 경우 이마저도 어려울 것이다. 이럴 땐 미음이라도 먹이려고 노력은 하되 정히 안 되면 그냥 아이가 좋아하는 걸로 먹인다. 대개는 찬 음료나 물, 초콜릿, 과즙 정도만을 겨우 넘기는데 이때에도 영양식을 먹여야 한다는 강박관념은 버리고 아이가 기력을 잃지 않도록 최소한을 유지하도록 신경 쓰면 된다.

**약 먹일 때** | 초보 엄마에겐 아이에게 약 먹이는 일이 몹시 어렵게 느껴질 것이다. 간혹 약이 과자라도 되는 양 넙죽넙죽 잘 받아먹는 아이도 있지만, 그렇지 않은 경우는 말 그대로 전쟁을 치러야 한다. 나는 아이가 하도 약 먹기를 거부해서 고민 끝에 사지를 누르고 코를 쥐어가며 강제로 먹이기도 했다. 하지만 그렇게 하면 안 된다. 초보 때는 뭘 몰라서 그랬지, '흡' 하고 순간적으로 공기를 들여 마시다 자칫 흡인성 폐렴을 일으킬 수도 있다.

의사들이 추천하는 방법은 양볼을 누르면서 주사기나 스포이드로 먹이는 것이다. 고집불통인 녀석들에겐 이 방법 역시 잘 통하지는 않지만 그래도 숟가락으로 먹이는 것보다는 한결 낫다. 안약은 눈의 아래꺼풀을 잡아당긴 상태로 넣은 뒤 눈 부위를 살짝 눌러 주고, 좌약은 아기를 구부린 자세에서 옆으로 눕게 한 뒤 항문으로 밀어 넣고, 귀약은 귓바퀴를 약간 뒤쪽으로 잡아당긴 상태에서 조심스럽게 흘려 넣는다. 가루약은 물에 타서 먹이는 것이 원칙이지만, 물약에 타서 먹일지 여부는 의사나 약사에게 물어본 뒤 결정하는 것이 좋다. 가루약 중에는 물약과 섞어서 먹이면 안 되는 것도 있다고 한다.

마지막으로 초보 엄마들이 제일 궁금해 하는 것은 약 먹기 싫어 울다가 울컥 하고 약을 토해버렸을 때이다. 다시 먹여야 할지, 아니면 그냥 두어야 할지 참 난감하다. 예전에 자문을 해주던 소아과 의사에게 물어보니 약 먹은 뒤 금세 토했다면 다시 먹이고, 시간이 지난 뒤 토했다면 그대로 두는 것이 낫다고 한다.

**재울 때** | 아이를 따뜻하게 싸서 키우는 오랜 전통 때문인지 엄마들이 아이를 재울 때는 무조건 따뜻하게 해주려고만 한다. 그런데 나중에야 깨달은 것이, 아이는 시원한 환경에서 오히려 더 잘 잔다는 사실이다. 특히 질병에 걸려 아플 때는 방안이 너무 더우면 숙면을 취하지 못한다. 물론 시원하다 못해 너무 서늘해서는 안 된다. 이불을 덮어 포근함을 느끼는 정도를 유지하는 것이 아이의 컨디션에 좋다. 몸이 아파 괴로운데 더워서 땀까지 뻘뻘 흘려야 한다면 아이에겐 잠자는 일마저 고되게 느껴질 지도 모른다.

다음은 너무 당연한 이야기지만 조용하게, 어둡게, 아늑하게, 편안하게 해주는 것이다. 평소 같으면 재우기 전에 목욕을 시키면 좋은데, 아이가 아플 때에는 목욕으로 인해 체력이 더 떨어져 힘들어 할 수 있으므로 미지근한 물수건으로 가볍게 닦아준 뒤 시원한 느낌으로 잠자리에 들게 하자.

## 간호 상식이 잘 생각나지 않을 때

이밖에도 엄마가 알아두면 좋은 간호 상식은 많다. 지면이 아쉬울 따름이지, 아이의 특성에 따른 응용 방법까지 생각한다면 아줌마 수다로 며칠 밤은 새워야 할 것이다. 하지만 한 번 듣고, 몇 번 읽는다고 간호 상식이 엄마의 머릿속에 완벽히 기억되는 것은 아니다. 간호 상식은 결국 경험을 통해 완성되고 덧붙여지기 때문이다.

모든 것을 다 알 수 없을 때 가장 좋은 방법은 '의사가 시킨 대로, 설명서에 적힌 대로' 하는 것이다. 이것도 저것도 판단이 되지 않을 때는 낮이건 밤이건 병원으로 가는 것이 가장 좋다. 물론 이 역시 어느 정도 엄마 내공이 쌓여야 할 수 있는 일이지만(초보 엄마는 의사에게 무엇을 물어봐야 할지도 모르는 경우가 많으니), 간호 상식이 경험을 통해 완성되듯 아이를 키우면서 현명한 방법을 찾아가게 될 것이다.

　당부하고 싶은 것은 아이가 보이는 증상을 너무 고통스럽게, 혹은 나쁘게만 보지 말라는 점이다. 질병으로 인해 나타나는 대부분의 증상은 외부의 적으로부터 자신을 보호하는 인체의 자연스러운 반사 반응이라고 한다. 기도에 들어온 이물질을 뱉어내기 위해 기침을 유발하고, 코에 들어온 병원체를 끈끈하게 잡아두기 위해 콧물이 분비되는 것과 같은 이치다. 물론 병원체의 침입으로 몸의 균형이 깨져 과도하게 기침하고 콧물을 흘리는 것이라 해도 엄마 자신이 먼저 못 견뎌 하지는 말아야 한다. 간호하는 사람이 지켜야 할 가장 중요한 원칙은 아이가 질병을 잘 이겨낼 것이라는 믿음을 가지는 것이다.

# 아토피 신드롬이
# 아이를 환자로 만든다

"우리 애가 아토피 끼가 좀 있어서요."

모 놀이 교육 프로그램에서 만난 한 엄마에게 삶은 달걀을 건네려던 손이 머쓱해졌다. 아토피라면 음식을 주의해야 하니 하는 수 없지. 나는 이해한다는 의미로 고개를 끄덕이며 웃어보였다. 하지만 다시 생각해 보니 '아토피' 가 아니라 '아토피 끼' 라고 한 것 같다. 아토피면 아토피지, 아토피 끼는 또 무슨 말이지?

"병원에서 그렇게 말한 거는 아니구요. 얘는 조금 쌀쌀해졌다 싶으면 피부가 까칠까칠해져요. 그래서 뭐든 조심하고 있어요."

그 엄마는 다과 잔치가 끝날 때까지 아이에게 음식을 먹이지 않았다. 간간이 스테인리스 병에 담아 온 주스를 마시게 하거나 직접 싸온 유기농 과자만을 한두 개 내어 줄뿐이었다. 아이는 다른 아이들처럼 선생님들이 마련한 치킨이며 과자가 먹고 싶어 떼를 썼지만 엄마의 단호한 표정은 끝내 풀어지지 않았다. 나는 그 정성과 노력에 감탄하면서도 여전히 의구심이 들었다. 아토피도 아니고 아토피 끼라면서 꼭 저렇게까지 할 필요가 있을까?

### 아토피 신드롬과 공생하는 아토피 비즈니스

요즘엔 피부가 조금만 이상해도 '아토피'라는 말이 먼저 나온다. 이 집 아이도 아토피고 저 집 아이도 아토피다. 도대체 언제부터 세상이 아토피 천지가 된 것인지 모두들 아토피 때문에 걱정이 이만저만이 아니다. 그런데 그 아이들이 정말 아토피를 앓는 게 사실일까?

국민건강보험공단이 최근에 보고한 자료에 따르면 만 9세 미만의 우리나라 아이들 가운데 11.4% 정도가 아토피 때문에 병원 진료를 받은 적이 있다고 한다. 병원을 찾아야 할 정도로 아토피 증세를 나타내는 아이는 열 명 중 한 명 정도가 되는 셈이다. 하지만 만 4세 미만의 유아로 범위를 좁히면 수치는 좀 더 올라가서 100명 중 18명 정도가 아토피로 고생한다.

눈길을 끄는 것은 아토피를 앓는 아이들의 숫자가 늘어나는 추세에 있다는 점이다. 아토피가 유전성이 강한 알레르기 질환임에도 불구하고 환자가 늘어나는 것은 환경오염과 생활문화의 변화 때문이다. 몸 안에 들어온 유해 물질을 분해하는 기능이 손상된 부모가 그 체질(알레르기)을 대물림하면서 발병하는 질병이 곧 아토피인데, 독성 강한 유해 물질이 지속적으로 몸 안에 들어오면 멀쩡한 체질을 물려받은 사람도 아토피 증상을 보이게 된다는 것이다. 이 때문에 아토피는 '유전병'이 아니라 '환경병'으로 불리기 시작했다.

그런데 흥미로운 점은 82%의 아이가 아토피를 앓지 않는데도 불구하고 많은 엄마들이 자신의 아이가 아토피 또는 알레르기 체질이라고 믿는다는 사실이다(물론 18%의 수치를 간과하고자 하는 것은 아니다. 유아 열 명 중 두 명에 가까운 아이들이 아토피를 앓는다는 것은 매우 심각한 문제다). 추정컨대, 이는 아토피 비즈니스 때문이 아닌가 싶다. 아토피에 대한 엄마들의 과도한 걱정을 부추기면 부추길수록 아토피 상품은 불티나게 팔릴 것이 불을 보듯 뻔하지 않은가.

실제로 우리 주변을 둘러보면 언제부터인지 '아토피'를 내세우거나 연상케 만드는 상표들이 즐비하다. 이런 아토피 비즈니스는 내가 육아 잡지에서 일할 때 이미 시작되었는데, 유아용 스킨케어 제품만 해도 아토피 마케팅을 하지 않는 상품은 대부분 도태되었다. '아토피는 곧 프리미엄'이라는 공식이 생겨났고 가격은 과할 정도로 올랐다. 이들이 마케팅 대상으로 삼는 이는 실제 아토피 환자들이 아니다. 아토피를 걱정하는 82%의 아이 엄마들에게 자사의 제품을 쓰면 아토피를 예방할 수 있다는 판타지를 주어 구매하도록 유도하는 것이다.

아토피 산업의 발달이 꼭 나쁘다고 할 수는 없다. 업체들은 제품의 품질과 순도를 높이기 위해 노력하고 있고, 소비자 입장에서는 선택의 폭이 넓어졌으니 오히려 좋은 현상이 될 수도 있다. 그런데 이전까지는 단 한 번도 아토피 걱정을 하지 않던 엄마가 굳이 지불하지 않아도 될 프리미엄 비용까지 지불하면서 아토피 시장으로 뛰어드는 것은 문제가 있다.

특히 멀쩡한 아이에게 '아토피 요법'을 하는 엄마들이 많아지는 것은 결코 환영할 수 없는 현상이다. 예를 들어 아토피를 걱정하는 엄마들 중에는 아토피의 원인 음식으로 자주 지목되는 달걀이나 유제품(우유나 치즈, 요구르트 등), 콩 등을 아예 먹이지 않으려고 하는 이가 많다. 철저하게 균형 잡힌 식생활을 실천하는 채식주의자나 환경운동가라면 몰라도 아이에게 꼭 필요한 영양소를 가진 음식을 멀리하는 게 과연 옳은 일일까? 아토피 예방하려다 되레 영양 불균형만 초래하지는 않을까?

집안을 항균 벽지로 도배하고, 아토피 가족용으로 제작되었다는 값비싼 공기청정기와 진공청소기를 사들이고, 집안을 무균 온실처럼 만들기 위해 고생하는 엄마들도 있다. 깨끗하고 쾌적한 것은 좋지만 건강한 아이에게는 그다지 필요 없는 노력이다. 과도한 청결주의 엄마들을 위해 재미있는 의학 가설을 소개해 보자.

덴마크의 한 의학 연구팀은 지저분한 환경에서 자란 아이가 아토피에 걸릴 가능성이 7~19% 정도 낮다는 연구 결과를 발표했다. 또 형제자매가 여럿이거나 농가에 사는 아이들이 잘 정비된 도시의 가정에서 사는 아이들보다 아토피 발병률이 낮았다고 한다. 이는 후진국의 아이들이 알레르기 질환인 천식을 일으키는 독소에 대한 면역력이 더 강하다는 비교 연구와 더불어 눈길을 끌었다.

그런가 하면 면역학자들 중에는 '위생 가설'을 주장하는 이들도 있다. 이들은 인체의 면역계가 성장하려면 세균의 '적당한 공격'이 필요하다고 주장한다. 물론 일부러 지저분한 환경을 만들어줄 필요는 없지만 지나치게 깨끗한 환경은 오히려 아이의 면역력을 떨어뜨린다는 것이다.


### 아토피가 어떤 병인지 제대로 알고 키워야

자, 이젠 아토피가 어떤 병인지 정리해 보자. 아토피란 이름은 '엉뚱하다'는 의미의 그리스어 '아토포스(atophos)'에서 나온 것이라고 하는데, 아토피에 대해 제대로 알아야 멀쩡한 아이를 환자로 만들어버리는 '엉뚱한 행동'을 하지 않게 될 것이다.

먼저 아토피 피부염을 한 마디로 정의하면, 인체의 면역계가 어떤 원인 물질에 과도하게 반응하는 알레르기 현상이 피부로 표현되는 것이다. 이 질병은 유전성이 무척 강해서 부모가 모두 알레르기 체질이라면 대물림될 가능성이 무려 80%, 한쪽 부모가 알레르기 체질인 경우에도 60%나 된다.

원인 물질 즉, 알레르겐은 여러 가지다. 흡입성 알레르겐으로는 먼지나 곰팡이, 진드기(특히 집먼지진드기), 꽃가루 등이 있고 음식물로는 소고기와 유제품, 닭고기, 달걀, 콩제품이 꼽힌다. 또 약물이나 화장품, 옷, 금속 등도 아토피의 원인 물질로 작용한다. 하지만 이 모든 것이 한꺼번에 아토피를 일으킨다는 뜻은 아니다. 경우에 따라 하나 또는 여러 개가 이상 반응을 일으키는 것이고, 그 반응 양상도 매우 다양하다.

대표적인 증상은 가려움증과 발진 그리고 피부 건조다. 가려움증은 그저 조금 가려운 정도가 아니라 긁지 않으면 못 배길 정도로 가려운 것이고, 발진은 좁쌀 같이 돋아나는 것도 있고 돌기나 습진처럼 나타나기도 한다. 건조함은 염증이 낫는 과정에서 피부가 각질로 떨어져나가면서 생기는데, 건조함 때문에 가려움증이 심해지는 악순환이 만들어진다. 이밖에 이런저런 피부 질환을 자주 앓거나 태어난 지 얼마되지 않아 태열이 나타나는 것도 아토피 체질의 아이들이 많이 보이는 증상이다.

과연 내 아이는 위에 설명한 내용에 얼마나 해당할까? 만약 아토피를 의심할 만한 정도라면 가급적 빨리 소아과나 관련 클리닉을 찾아가자. 병원에서는 간단한 진단 검사를 통해 아이가 아토피인지 아닌지 여부를 알려준다. 아이가 아토피라고 진단되었다면 병원에서 처방하는 대로 잘 따라가면 된다. 아토피는 치료나 간호가 무척 까다로운 질병이지만 꾸준히 관리하면 나을 수 있다. 또 비염이나 천식처럼 새로운 알레르기 질환으로 발전하지도 않는다.

# 날씬한 롱 다리, 억지로 만들지 마라

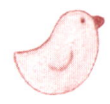"엄마, 우리 반 ○○이는 키 크는 주사 맞는대. 키가 커지는 주사도 있어?"

학교에서 돌아온 딸아이가 책가방을 던져 놓기가 무섭게 쪼르르 달려와 물었다. 곰곰 생각해 보니 ○○이의 키나 몸집이 꽤 작았던 기억이 났다. 아마도 부모님이 ○○이를 데리고 성장 클리닉을 다니는 모양이었다. 내가 그렇다고 고개를 끄덕이자, 딸아이는 대뜸 자기도 그 주사를 맞겠다고 소리쳤다. 나는 화들짝 놀라며 물었다.

"반에서 세 번째로 큰 네가 왜 키 크는 주사를 맞아?"

딸아이 하는 말인 즉, 주사를 맞으면 싫어하는 반찬을 먹을 필요가 없지 않겠느냐(나는 종종 편식하는 딸아이에게 키 크기 위해서는 뭐든 골고루 먹어야 한다며 으름을 놓곤 한다)는 것이었다. 헛웃음이 나왔다. 키 크는 주사는 성장에 장애를 겪는 아이들이 맞는 것이라 설명해도 딸아이는 곧이듣지 않았다. 결국 키 크는 주사는 주사 중에 제일 아픈데(물론 그렇진 않지만), 그 아픈 주사를 매일 맞아야 한다고 이야기했더니 그제야 조금 주춤해졌다.

"그럼, 안 아픈 주사 나오면 그때 맞지 뭐."

### '날씬한 롱 다리'를 바라는 요즘 엄마들

작은 키와 짧은 다리, 뚱뚱한 몸…. 아마도 요즘 아이들이 외모에 대해 제일 불만스러운 요소를 꼽으라면 이 세 가지가 앞서거니 뒤서거니 할 것이다. TV에 나오는 연예인처럼 '날씬한 롱 다리'를 갖고 싶은 마음에 이른바 '죽음의 다이어트'를 불사하는 청소년들도 많다고 한다.

그런데 요즘엔 어린 아이를 키우는 엄마들도 아이의 외모나 체형에 대한 걱정이 청소년들 못지않은 것 같다. 육아 잡지에서 일하던 시절, 나는 아기 엄마들로부터 키를 크게 하는 비결이나 비만 예방에 대한 질문을 참 많이 받곤 했다. 모 한의원에서 파는 키 크는 보약이 실제로 효과가 있느냐, 성장 호르몬 주사는 언제부터 맞힐 수 있느냐, 가족들이 뚱뚱한 편인데 아이에게 저칼로리 식단을 짜주려면 어떻게 해야 하느냐, 어릴 때부터 발레를 시키면 체형이 반듯해 진다는데 정말이냐 등등.

물론 그런 궁금증을 가진 엄마들 대부분은 이미 아이를 위한 체형

관리에 들어간 상태였다. 그리고 아이를 위한 다이어트의 사례는 가까운 내 주변에도 있었다.

"아니, 고것밖에 안 줘? 너무 적은 거 아니야?"

남편의 외가에 행사가 있어 참석했을 때 시어머니가 아이들 밥상에 놓인 밥그릇을 보고 깜짝 놀라셨다. 조카며느리가 만 네 살이 갓 넘은 아이를 위해 떠 준 밥의 양이 너무 적었기 때문이다. 조카며느리는 쑥스러운 듯 웃으며 이렇게 대답했다.

"우리 집안 부주(父祖)가 워낙 뚱뚱하잖아요. 딸이라 그런지 애비가 어릴 때부터 관리해 주라고 성화네요."

집안 가득 웃음꽃이 파도쳤다. 뚱뚱한 집안에서는 일찍부터 관리하는 게 좋다는 둥, 아이 때는 많이 먹어도 나중에 다 빠진다는 둥, 어른들 사이에 한바탕 설전이 오갔다. 비록 나는 아이가 마른 편이라 조금이라도 더 먹이기 위해 늘 전전긍긍하는 축이었지만, 동서의 마음이 이해가 되었다. 단지 뚱뚱하다는 이유만으로 아이들이 따돌림을 받는 세상인데 가족들이 비만 체질이라면 어찌 마음 편이 지켜만 볼 수 있겠는가. 할 수만 있다면 어떤 짓을 해서라도 아이에게 '날씬한 롱 다리' 체형을 만들어 주고 싶은 것이 당연하다.

### 키와 체형은 유전적인 영향을 많이 받는다

가장 중요한 궁금증부터 풀어보자. 과연 아이의 체형은 엄마가 원하는 대로, 혹은 관리해 주는 만큼 달라질 수 있을까? 답을 말하자면 '조금 달라질 수 있다.'이다. 아니 달라지면 달라지는 거지, 왜 '조금'이라는 단서가 붙느냐고? 그것은 키와 체형은 유전적인 영향을 더 많이 받기 때문이다. 달라지더라도 그 변화의 폭은 기대만큼 넓지 않은 것이다.

아마도 작거나 뚱뚱한 부모들은 아이들이 자신과 비슷한 외모를 갖게 될 것이란 사실에 적잖이 실망할 지도 모르겠다. 더 나아가 "부모는 작은데 아이들은 키가 큰 사례들은 어떻게 설명하겠느냐"고 따져 물을 수도 있겠다. 하지만 오랜 연구를 통해 전문가들이 내린 결론은 너무나 분명하다. 키나 체형은 부모를 닮게 마련이고 노력한다고 해서 기대만큼 달라지는 것이 아니라는 것이다.

특히 키는 이미 결정된 것이나 다름없다. 보통 전문가들이 아이들의 예상 키를 환산하는 방법은 이렇다. 남자아이는 부모의 신장 평균(아빠와 엄마의 키를 더한 뒤 2로 나눈 값)에 6.5cm를 더하고, 여자아이는 6.5cm를 빼면 된다. 다만, 영양 공급이나 생활습관처럼 환경적인 영향에 따라 3~4cm 정도의 편차가 있는데, 이것이 바로 엄마와 아이의 노력에 의해 달라질 수 있는 변동치라고 볼 수 있다(일부 학자들은 최근의 청소년 신장 상승세를 감안하여 변동치에 플러스알파를 더하기도 한다).

이에 반해 뚱뚱하거나 마른 체형은 환경의 영향이 더 큰 편이라고 한다. 식생활과 생활습관에 따라 후천적으로 뚱뚱해질 수도, 마른 몸을 갖게 될 수도 있다는 이야기다. 하지만 이 역시 부모의 영향을 무시

할 수는 없다. 뚱뚱한 부모들은 대개 아이들에게도 '뚱뚱해질 수밖에 없는' 환경을 제공한다. 기름진 음식을 즐기면서도 운동을 거의 하지 않는 부모들은 아이들에게도 기름진 밥상과 게으른 생활 문화를 대물림해 준다는 것이다. 그러니 딱히 비만 유전자 때문이 아니더라도 아이들은 날씬한 체형을 가꾸기가 어려울 수밖에 없다.

### 아이가 건강하게 자라는지부터 살펴보자

교과서 같은 이야기로 들리겠지만, 아직 완성되지도 않은 체형보다 중요한 것은 발육 건강이다. 발육이 건강하게 이루어져야 −3~4cm가 아니라 +3~4cm, 혹은 그 이상이 가능해지기 때문이다.

그럼, 아이의 발육이 건강하게 이루어지는지는 어떻게 알아봐야 할까? 가장 손쉬운 방법은 발육 곡선을 그려보는 것이다. 아마도 소아과에 다녀온 적이 있는 엄마라면 벽면에 붙여 놓은 '한국 소아 발육 곡선' 표를 본 적이 있을 것이다(이 표는 인터넷에서도 쉽게 구할 수 있다). 여기에 정기적으로 아이의 키와 몸무게를 점으로 표시해 선을 연결한 뒤, 이 선의 모양을 소아과 의사들이 통계를 낸 표준 곡선과 비교해 보면 아이의 발육 건강 상태를 알 수 있다.

아이의 곡선이 표준 곡선보다 위에, 혹은 아래에 있느냐는 중요하지 않다. 곡선의 전체적인 모양이 표준치와 비슷하다면 아이는 건강하게 자라고 있는 것이고, 곡선이 주춤하여 일직선을 그리거나 휘어진다면 아이의 발육 상태에 문제가 생긴 것이다.

하지만 이렇게 말해도 표준치보다 아래에 곡선이 위치하면 엄마들은 기분이 상하고 조바심이 난다. 아이가 또래들보다 작은 것이 마치 열등한 것처럼 느껴지기 때문이다. 그런데 발육 곡선이 표준치보다 아래에 위치한다고 해서 나중에 키 작은 사람이 되는 것은 아니라고 한다. 앞서 말한 바와 같이 아이들은 특별한 이유가 없는 한 유전자에 기록된 목표치를 향해 성장하게 되어 있고, 이 목표치는 두 번의 빅뱅 시기를 거치며 대부분 완성된다.

여기서 두 번의 빅뱅이란 키가 폭발적으로 커지는 시기를 말한다. 생후 2년 동안 초고속으로 성장하는 시기가 1차 빅뱅이고, 11세 이후의 사춘기가 2차 빅뱅이다.

### 고른 식단, 적절한 운동, 그리고 스트레칭

다시 체형에 대한 고민의 출발점으로 돌아가 보자. 아이는 환산한 예상키보다 20cm쯤 큰, 아니 10cm 정도 큰 롱다리로 자랄 수 있는가? 그럴 수 없다. 그렇다면 엄마인 나는 아이가 최대한 자랄 수 있도록 어떻게 해줘야 할까?

먼저 교과서 같은 해답 몇 가지를 소개해 보자. 첫 번째는 고른 식단을 준비해 잘 먹이는 일이다. 아이의 키가 자라려면 반드시 모든 영양소를 골고루 섭취할 수 있어야 한다. 인간은 음식을 통해 활동의 에너지뿐 아니라 몸을 구성하는 성분을 얻기 때문이다.

두 번째는 적절한 운동이다. 몸을 움직여서, 특히 유산소 운동을 통해서 아이의 관절 주변에 집중적으로 분포되어 있는 성장점을 적절히 자극하면 아이는 더 잘 자라게 된다. 그런데 요즘 아이들은 아파트에 갇혀 지내는 데다 다섯 살만 되어도 게임기 들고 살거나 텔레비전을 시청하는 시간이 많아 움직임이 적은 편이다. 성장 호르몬 주사를 고려하기 전에 아이와 정기적으로 할 수 있는 운동을 찾아보도록 하자. 아이와 함께 매일 운동하는 것은 엄마 자신의 건강을 위해서도 좋다.

세 번째는 잠을 잘 자게 하는 것이다. 이미 잘 알려진 사실이지만 숙면을 취하는 아이는 몸이 건강하고 키도 쑥쑥 잘 큰다. 특히 성장 호르몬이 집중적으로 분비되는 시간대인 밤 10시에서 새벽 2시까지는 반드시 잠자리에 들도록 해야 한다. 간혹 부모의 생활 패턴이 늦게 자고 늦게 일어나는 경우 세 살도 안 된 아이가 자정이 되도록 잠자리에 들지 않는 경우가 있는데, 아이의 키를 염려하고 있다면 당장 부모 자신부터 일찍 자도록 노력해야 한다. 나는 30년 이상을 늦게 자고 늦게 일어나서 생활 패턴을 바꾸는 것이 불가능하다고? 그렇다면 밤 10시쯤엔 잠자는 시늉이라도 해야 한다.

네 번째로 추천할 방법은 스트레칭이다. 연령이 어린 아기라면 기저귀를 갈 때, 혹은 목욕을 시킨 뒤 성장점을 자극하는 마사지를 해주는 것도 좋다. 마사지 방법을 잘 모른다면 다리를 조물조물 주물러 주고 '쭉쭉' 하며 스트레칭을 하도록 유도하는 것만으로도 충분하다. 물론 마사지나 스트레칭으로 키가 눈에 띄게 커지진 않는다. 이는 조금이나마 운동 효과를 주고 구부정한 자세를 바르게 교정하기 위함이다. 사실 자세만 교정해도 2~3cm는 더 커 보이는 효과를 볼 수 있다.

## 작고 통통해도 볼수록 예쁜 체형이 있다

마지막으로, 비만에 대한 걱정은 조금 다른 관점에서 접근할 필요가 있다. 요즘엔 워낙 비만 때문에 고민하는 아이들이 많고, 또 실제로 비만이 되는 아이들이 많기 때문에 엄마가 일찍부터 식단을 관리하거나 운동 요법을 시행하는 것은 도움이 된다.

단, 무조건 먹는 양부터 줄이는 것은 절대로 안 된다. 특히 만 세 살이 안 된 영유아들은 어떤 이유로든 다이어트를 해서는 안 된다. 연령이 어릴수록 아이들은 '양껏' 먹어야 한다. '양껏'이 바로 지금 아이들의 성장에 꼭 필요한 양이기 때문이다.

만약 집안에 비만을 앓는(현대에는 비만을 질병으로 본다) 사람이 있거나 가족이 대체로 뚱뚱한 편이라면 지방이나 당분 함량이 과도하게 많은 음식을 식단에서 빼는 정도로 관리하자. 익히 알려진 대로 인스턴트식품이나 패스트푸드, 초콜릿, 튀긴 음식 등은 아예 일찍부터 맛을 들이지 않는 게 현명하다. 치킨이나 피자 소리만 들어도 사죽을 못 쓰는 아이가 되면 비만 관리는 물 건너갔다고 봐야 한다. 그리고 경험으로 미루어 볼 때 이런 입맛은 아이의 식생활에 대한 엄마의 관심이 줄어드는 다섯 살 이후에 더 잘 만들어진다는 점을 꼭 기억해 두길 바란다.

내 친구들 중에는 170cm가 넘는 껑다리가 있는가 하면 150cm 남 짓 되는 꼬맹이도 있다. 다리가 길고 상체는 짧은 미스코리아 감이 있 는가 하면 다리 짧고 허리 긴, 전형적인 한국인 체형의 아줌마도 있다. 아마도 이 책을 읽는 엄마 독자들도 그런 친구들이 분명 있을 것이다. 그런데 키가 작아도, 허리둘레 24인치를 자랑하는 갈비씨가 아니라도 몸이 참 예쁘게 보이는 친구들이 있다. 체형의 약점은 분명히 있는데 건강하고 아름답게 느껴지는 몸. 엄마가 아이에게 해줄 수 있는 도움 이란 바로 아이가 그런 몸을 갖게 하는 것이 아닐까?

# 안전사고는
## 방심할 때 찾아온다

아이를 키우다 보면 아찔한 사고를 겪게 마련이라더니, 나 역시 그런 경험을 세 번이나 했다. 첫 번째 사고는 아이를 위해 저녁 준비를 하다가 일어났다. 칼질 서투른 초부 주부 시절, 아이가 먹기 좋도록 야채를 잘게 자르느라 도마에 코를 박다시피 열중하고 있는데 갑자기 우당탕 소리가 났다. 깜짝 놀라 돌아보니 프라이팬이 나동그라져 있고 아이가 놀란 토끼 눈을 하고 서 있었다. 잠시 정적이 흐른 뒤 아이가 목젖이 보이도록 울어대기 시작했다. 사태를 파악해 보니 야채를 볶기 위해 달군 프라이팬이 떨어지면서 아이 정강이에 화상을 입힌 것이었다.

다음은 설명하지 않아도 짐작할 것이다. 나는 아이를 들쳐 업고 병원을 향해 뛰었다. 다행이 아이의 화상은 그리 심하지 않았고 별 탈 없이 회복되었다. 놀란 가슴이 진정된 뒤 나는 나의 머리를 마구 쥐어뜯었다. 야채를 잘게 자르는 게 뭐 그리 중요하다고 아이가 뜨거운 프라이팬 손잡이를 잡아당기게 놔두었단 말인가. 화상 흉터는 다른 상처보다 오래간다는데 정말 나는 한심한 엄마야….

### 안전사고는 뜻밖의 곳에서 발생한다

두 번째 사고는 아이를 봐주는 할머니와 함께 있을 때 일어났다. 밥상을 앞에 둔 아이가 장난을 치다 국수 대접을 엎었고, 엎어진 국수 가락이 아이 발목을 휘감으면서 또 한 번 화상을 입었다. 세 번째 사고가 일어난 것은 아이가 일곱 살이 되던 해 놀이터에서였다. 그네를 타던 아이가 자세를 잘못 잡아 앞으로 꼬꾸라졌는데 그만 턱 부근의 피부가 가뭄에 논바닥 갈라지듯 쩍 갈라져버렸다. 화상은 한 달 정도 피부과를 다니며 치료를 받는 것으로, 턱은 30바늘쯤 꿰매는 것으로 겨우 진정이 되었다.

돌이켜 생각해 보면 아이가 그 정도로 액막이를 한 것이 다행(?)이었다. 만약 굴러 떨어진 프라이팬이 얼굴을 덮쳤더라면, 엎은 국수 가락의 양이 많았다면, 또 턱이 아니라 더 중요한 부위를 다쳤으면 어떻게 되었을까? 상상만으로도 머리카락이 다 쭈뼛 선다.

취재 때문에 만났던 한 소아과 의사는 질병보다 나쁜 것이 집안에서 일어나는 안전사고라고 했다. 질병은 특별한 경우가 아니고서는 약 먹고 주사 맞으며 치료 받으면 된다. 물론 안전사고 역시 병원에서 잘 치료 받으면 되지만, 질병에 비해 위험의 정도나 후유증이 훨씬 크다는 의미였다. 하지만 그는 엄마들이 안전사고에 대해서는 너무나 무지하다고 했다. 푹 쉬기만 해도 낫는 감기 걱정은 하면서도 자칫 아이의 생명을 위협할 수도 있는 안전사고에 대해서는 둔감할 뿐 아니라 예비도 하지 않는다는 것이다. 그런데 안전사고는 늘 방심할 때, 뜻하지 않은 곳에서, 갑자기 일어난다. '설마 접시 물에 빠져 죽겠어?' 라고 생각하다가 큰 코 다치는 것이다.

예를 하나 더 들어보자. 함께 일하던 동료 중에 유일하게 아이를 키우는 엄마 동지가 한 사람 있었다. 언젠가 한창 일하고 있는 그에게 아이에게 사고가 일어났다는 전화가 걸려왔다. 얼굴이 하얘진 그가 눈물을 글썽거리며 뛰어나갔다. 나중에 자초지종을 들으니 사고의 원인은 다름 아닌 '밥' 때문이었다. 할머니가 밥을 푸고 계셨는데, 그 옆에 있던 아이 얼굴에 한 숟가락 분량의 밥덩이가 떨어진 것이다. 밥덩이가 무슨 문제냐고? 압력밥솥에서 나온 뜨거운 밥알은 아이 눈 옆에 끈끈하게 잠시 붙어 있는 동안 2도 화상을 입히고 말았다.


**알고 보면 집안은 매우 위험한 곳이다**

사고의 가능성만으로 보면 집안은 집밖보다 훨씬 위험하다. 집안에는 날카로운 것, 뾰족한 것, 높은 것, 뜨거운 것, 딱딱한 것 투성이다.

특히 아이의 눈높이에서 집안을 살펴보면 이런 위험이 얼마나 많은지 깨닫게 된다.

금방이라도 이마를 칠 듯한 뾰족한 식탁 모서리, 활짝 입을 벌려 유혹하는 전기 콘센트, 온도가 100℃에 육박하는 전기밥솥의 스팀구, 얼핏 봐서는 눈에 띄지 않는 욕실 바닥의 물, 언제나 찰랑찰랑 물이 차 있는 변기, 제발 잡아당겨 달라는 듯 식탁 옆으로 늘어져 있는 가전제품의 전선, 칼이나 유리그릇이 보관된 싱크대, 동화에 나오는 동굴처럼 좁다란 가구 틈새, 소파 밑에 떨어진 알록달록한 단추, 언제나 올라오라고 손짓을 하는 듯 느껴지는 화장대 위 등. 아이를 치명적인 위험으로 이끄는 것이 어찌 이들뿐이랴. 눈에 보이는 것 모두가 아이를 사고로 내몰 수 있는 부비 트랩들이다.

그런데 아이는 호기심이 많고 위험 여부에 대한 판단력이 미숙해서 엄마의 바람처럼 조심스럽게 행동하지 않는다. 엄마가 몇 번이고 주의를 준다고 해도 돌아서면 금세 잊어버리는 것이 아이들의 특성이기도 하다. 이 때문에 올라가면 안 된다는 화장대 위에 기어코 올라갔다가 바닥으로 떨어져 다치고, 주방 근처는 위험하니 멀리서 놀라고 해도 기어코 다가와서는 국 대접을 뒤집어쓴다. 또 먹으면 안 된다고 주의를 주었던 작은 단추를 몰래 꿀꺽 삼켜버리고, 들어가지 말라는 욕실에 혼자 들어갔다가 넘어져 시퍼런 멍을 만들고야 만다. 심지어 아이가 도저히 들어갈 수 없을 것이라 생각했던 장롱 틈새에 비집고 들어갔다가 머리가 끼어 나오지 못한 채 울어대는 경우도 있다.

그래도 멍들고, 조금 찢어지고, 부러지기만 해도 양반이다. 집안에서 일어나는 사고는 자칫 아이의 생명을 위협할 수도 있다. 특히 절대로 먹으면 안 되는 독성이 있는 세제나 약품, 삼키면 안 되는 바늘이나 못, 아이가 올라갈 수 있는 가구 주변의 날카로운 물건 등은 아이에게 치명적이다. 에이, 아무리 그래도 아이가 어떻게 바늘이나 못을 삼키냐고? 서울대 어린이병원에서는 한때 아이들 뱃속에서 나온 이물질들을 전시했는데, 그중에는 무려 5cm가 넘는 대못도 있었다.

### 설마… 하지 말고 안전장치를 해 두어라

아마도 엄마들 중에는, 특히 아직까지 단 한 번도 안전사고를 경험하지 않은 엄마들은 '오죽 엄마가 부실하면 아이들에게 그런 사고가 일어날까' 혀를 차는 이들도 있을 것이다. 하지만 엄마가 24시간 내내 아이에게서 눈을 떼지 않는 것은 사실상 불가능하다. 또 사고는 늘 순식간에 일어나기 때문에 엄마가 어찌 해 볼 도리가 없는 경우가 더 많다. 심지어 몇 발자국 떨어진 곳에서 '어? 어?' 하며 심각한 사고를 지켜보게 될 수도 있다.

그럼 엄마에게 책임이 하나도 없다는 뜻인가? 언제 일어날지 모를 사고를 그저 손놓고 지켜봐야 한다는 말인가? 그렇지는 않다. 엄마는 아이의 보호자이고 평소 아이가 다치지 않도록 최대한 안전하게 집안 단속해야 할 의무가 있다. 요즘에는 어떻게 저런 생각을 했을까 싶을 정도로 기발한 안전장치들이 많이 나와 있다. 식탁 모서리를 감싸는 보호대에서부터 문을 고정하거나 문틈에 아이 손이 끼지 않도록 하는 안전 핀, 아이가 잡으면 경보음이 울리는 장치 등 약간의 돈만 들이면 100%는 아니더라도 아이를 안전하게 보호해 줄 수 있는 것이다.

물론 아이를 혼자 두거나 위험한 곳에 가지 않도록 미리 주의하는 것도 필요하다. 위험한 것을 뻔히 알면서도 아이를 내버려 두는 것은 엄마 자신이 사고를 불러오는 것이나 다름없다. 또 '몇 번 혼자 두었는데 잘 있어서' 하고 방심하는 것도 금물이다. 사고는 꼭 그렇게 마음을 놓았을 때 일어난다는 것을 명심해야 한다.


## 응급처치에 대한 기본 상식을 알아두자

그럼 이젠 안전사고가 났을 때를 대비해 응급처치에 대한 기본 상식을 소개해 보자. 아이가 뜻하지 않은 사고를 당해 다쳤을 때 엄마가 먼저 기억해야 할 것은 당황하거나 허둥대지 말라는 것이다. 엄마가 놀라 소리를 지르거나 혹은 어쩔 줄 몰라 하면 아이의 상태는 더욱 위험해 진다. 예를 들어 아이가 이물질을 삼켰거나 삼키려고 할 때 엄마가 놀라 소리를 지르면 이물질은 아이의 몸속으로 더 깊이 빨려들어 간다. 정신이 아득해질 정도로 놀랍더라도 아이 앞에서만큼은 침착하게 행동해야 더 큰 사고를 예방할 수 있음을 기억하자.

아이에게 피가 난다면 깨끗한 면 수건을 대어 1차 지혈을 하고, 무언가에 부딪혀 충격을 받은 부위가 부풀어 올랐다면 얼음이나 찬물에 적신 수건으로 찜질을 하며 병원으로 간다. 만약 팔이나 다리가 부러졌다면 부목을 대고 가야 한다. 부목을 대는 방법은 그리 어렵지 않다. 신문지를 단단히 말아 부러진 부위에 대고 보자기로 감싸 묶는 정도면 된다. 물론 아이의 상처가 심하지 않다면 후시딘이나 마데카솔 등의 소독제를 바르고 일회용 반창고를 붙여 주는 정도로 처치를 하면 된다. 하지만 조금이라도 걱정이 된다면 이때에도 빨리 병원을 찾는 것이 좋겠다.

화상도 마찬가지다. 특히 연령이 어린 아이라면 화상 정도에 상관없이 곧장 병원으로 가야 한다. 만약 병원이 멀다면 엄마가 간단한 응급처치를 하고 가는 것도 좋은데, 이때는 열기를 식혀 주는 정도만 한다. 열기를 식히는 방법은 수돗물을 틀어 흘리는 것이 가장 좋다. 찬물에 적신 수건을 대주는 것도 좋은데, 물집이 생겼다면 터져서 감염될 수도 있으니 주의해야 한다.

세제나 표백제, 건전지, 구두약, 나프탈렌 등 독성이 있는 것을 먹었을 때는 특히 주의가 필요하다. 세제나 샴푸, 화장품 정도는 물이나 우유를 먹여 토하게 하는 것이 도움이 되지만 표백제는 토하게 하면 더 상태가 나빠질 수 있다고 한다. 건전지나 구두약, 나프탈렌 등은 먹여서도, 토하게 해서도 안 되는 물질로 분류된다. 이럴 때는 차라리 아무것도 하지 말고 가능한 한 빨리 병원으로 달려가는 것이 가장 현명할 것이다.

# 엄마들이 소아과를
# 기분 좋게 다니려면?

의사나 간호사가 '대단한' 존재라는 걸, 아기 엄마가 되기 전에는 미처 몰랐다. 그렇다고 우리 집안에 아픈 사람이 없었던 것은 아니고, 내 자신이 너무나 건강해서 병원 한 번 가보지 않았던 것은 더더욱 아니다. 주위에 의사나 간호사로 일하는 친구들도 몇 있지만, 적어도 아기 엄마가 되기 전에는 의사는 의사고 간호사는 간호사일 뿐, 그 이상도 그 이하도 아니었다.

### "자기가 의사면 다야? 의사면 다냐구!"

아이가 첫 돌을 막 지났던 때로 기억한다. 저녁나절부터 몸이 따끈하다 싶었는데, 귀신이 업어 가도 모를 정도로 잘 자던 아이가 한밤중에 깨어 칭얼대기 시작했다. 아니나 다를까, 몸이 불덩이였다. 코에서 쌕쌕 더운 기운을 내뿜으며 괴로워하는 아이를 지켜보자니 가슴이 찢어지는 듯했다. 더 재울까, 말까 고민하다가 조심 조심 옷을 갈아입히고는 서둘러 병원으로 향했다.

병원엔 아침부터 아기와 엄마들로 북적댔다. 데스크에 접수를 하고 기다리면서 둘러보니, 우리 아이보다 더 많이 아파 보이는 아기들로 가득했다. 아기가 아프니 엄마들도 기운이 없어 보였다. 저 엄마들도 나처럼 밤잠을 설쳤겠지? 아, 가여운 엄마들이여! 동병상련의 연민이 들어 그들을 보고 있는데 갑자기 큰 소란이 일었다.

"자기가 의사면 다야? 의사면 다냐고!"

대기실에 있던 아기와 엄마들의 시선이 일제히 한곳으로 향했다. 진료실에서 막 나온 한 아기 엄마가 붉게 상기된 얼굴로 고래고래 소리를 질러댔다. 나 역시 깜짝 놀랐다. 간호사들은 마치 실성한 사람을 만난 양 접근도 하지 않았다. 찬물을 끼얹은 듯 조용해진 대기실에서 한참 큰소리를 내던 그는 씩씩대며 문을 박차고 나가버렸다.


### 의사들은 엄마들 마음을 알기나 하는지…

이유는 누군가 나서서 굳이 설명하지 않아도 대충 짐작이 되었다. 인근에 마땅히 다닐 만한 소아과가 없어서 그 병원은 항상 문전성시를 이루었는데, 환자들이 너무 많아서 그런지 의사가 불친절하기 짝이 없었다. 언제 봐도 얼굴엔 표정이라곤 찾아볼 수 없고, 아이를 진찰할 때에도 그 손길이 너무나 투박했다. 아니, 투박하다기보다는 조심스럽질 않았다. 작고 여린 아이의 몸을 성의 없이 꾹꾹 누르는 걸 보면 가끔, 나는 가슴에서 날카로운 칼이 도는 느낌이 들곤 했다. 엄마들은 누구나 그럴 것이다. 기저귀를 채울 때에도 조심스러워 손끝에 힘을 빼고 호흡을 멈추곤 하는 것을!

더 큰 문제는 말수가 너무 적다는 점이었다. 아이를 진찰한 뒤에도 아이 상태가 어떤지, 왜 그런 건지 설명해 주지 않았다. "감기인가요?"하고 물어도 차트에 뭔가 열심히 기록만 하면서 묵묵부답! 답답한 마음에 다시 "감기죠?" 하고 물으면 그제야 "네." 그리고는 다시 정적…. 자신의 일을 끝낸 의사가 마치 남은 떡고물을 던져 주듯 내뱉는 한마디, "찬 거 먹이지 마시고 푹 쉬게 하세요."

대기실에 있던 아기 엄마들은 모두 약속이라도 한 듯 입을 다물었지만, 나는 가슴이 답답해졌다. 과연 대한민국의 소아과 의사들은 알기나 할까? 아픈 아기를 소아과에 데려가지 전까지 엄마들이 얼마나 고통 받는지, 아기가 아플 때면 그 이유를 얼마나 궁금해 하는지, 내 살점보다 귀한 아기가 귀한 대접 받기를 얼마나 소원하는지…. 만약 안다면 결코 그렇게 행동하지는 않을 것이다.

생각이 여기에 이르자 불끈, 화가 치밀어 올랐고 때맞추어 우리 아이가 호명되었다. 나는 아이를 안고 씩씩하게 진료실 안으로 들어갔다. 그 뒤는 어떻게 되었냐고? 물론 씩씩하게 들어갔어도 의사에게 당당히 충고를 하거나 호통을 치진 못했다. 나는 전과 다름없이 의사의 인색한 설명을 비굴하게 기다리다 찜찜한 얼굴로 진료실을 나왔다. 에휴~ 아이 키우는 엄마인 게 죄지, 별 수 있나!

### "의사들도 엄마들에게 할 말이 있어요"

엄마라면 누구나 소아과 의사들, 혹은 간호사들과의 좋지 않은 기억을 가지고 있다. 좋지 않은 기억뿐 아니라 '약자 의식' 까지 가지고 있다. 당당히 진료비를 내고 그에 마땅한 진료를 받을 권리를 가지고 있음에도 불구하고, 수혜를 구걸한다는 이야기다.

나는 아기 엄마가 되고 나서 이런 관계가 몹시 불편하고 화가 났다. 의사들은, 특히 소아과 의사들은 아픈 아기들 덕분에 돈을 많이 벌고 있으니 아기 엄마들에게 감사의 절이라도 해야 하는 거 아닌가. 물론 그들 역시 공짜로 병을 치료해 주는 것은 아니지만, 서로 공생하는 관계라면 그에 걸맞은 예의를 갖추어야 한다는 생각이 들었다.

사실, 의사들에 대한 이런 적대감은 오랫동안 육아 잡지를 만들면서, 의사인 친구들과 대화를 나누면서 조금은 균형을 갖게 되었다. 사정을 듣고 보니, 의사들의 불친절 문제를 의사들에게만 전가할 수만도 없었다. 우리나라의 의사들은 선진국에 비해 진료 환자 수가 비교할 수 없을 정도로 많고 의료 수가도 낮다. 친구이자 취재에 도움을 주곤 했던 한 소아과 의사는 이렇게 항변했다.

"사람들은 의사가 의자에 앉아 편이 일한다고 생각하는데, 하루에 30~50명을 진료하다 보면 저녁엔 말도 잘 안 나와. 소아과에서는 대부분이 감기 환자들이어서 똑같은 설명을 반복하게 되는데, 내가 피곤하면 아무래도 성의가 없어지게 되는 것도 사실이야. 하지만 조리 있게 설명하고 질문하면 대답 안 할 의사도 없을 거야. 만약 그렇다면 의사 자격이 없는 거겠지."

그는 엄마들에 대해서도 할 말이 있다고 했다.

"답답한 엄마들도 얼마나 많은데…. 애가 아파서 왔다면서 어디가 어떻게 아픈지 물어보면 대답을 못하거나 횡설수설하는 엄마도 많아. 의사라고 척 보면 다 아는 게 아니거든. 그래서 문진(질문을 통해 증세를 파악하는 진료 활동)을 하는 거고…. 그 뿐이 아니야. 차근차근 대화하면 될 일을 대뜸 화부터 내는 사람도 있고, 진단 자체를 불신하는 사람도 있어. 의사 노릇도 쉽지 않아."

### 의사와의 관계를 리드하는 법

다행이 요즘엔 불친절한 의사들이 많이 줄었다고 한다. 혹자는 이것이 의료계에도 '시장의 법칙'이 적용되기 때문이라고 분석한다. 병원이 많아지면서 의료 산업도 경쟁 체제에 들어섰다는 것이다. 아울러 경제나 사회 체제가 발전하면 문화도 발전하듯, 우리의 의료 문화 역시 발전하고 있기 때문이라는 분석도 있다. 의료인이나 환자들이나 모두 의식 수준이 높아졌다는 것이다.

하지만 나는 아이를 키우는 엄마로서 여전히 우리나라의 의사들의 친절지수에 아쉬움을 느낀다. 이에 엄마들의 좀 더 현명해지길 충고하고 싶다. 소아과 의사는, 산부인과 의사는, 그리고 소아과와 산부인과에서 일하는 간호사들은 엄마와 더불어 아이를 함께 키우는 파트너들이다. 파트너이긴 해도 주역이 아니라 조역이라면, 주역인 엄마들이 관계를 리드할 필요가 있다.

아이가 아픈 상황에서 엄마가 의사와의 관계를 어떻게 리드하냐고? 답은 아기 엄마라면 누구든 잘 알고 있을 내용이다. 아이가 아플 땐 아이의 상태를 잘 파악해 두고, 진료실에서는 조리 있게 설명한다. 자신이 없으면 메모를 해서 낭독하는 것도 괜찮다. 적어도 엄마로서 갖춰야 할 것은 갖추라는 이야기다. 또한 궁금한 것이 있을 때는 예의를 다하되 당당히 묻고 또 물어야 한다. 괜스레 주눅 들 것도, 필요 이상 민감하게 반응할 것도 없다. 그렇게 하면 생각보다 쉽게 의사와, 간호사들과 친구가 될 수 있다.

하지만 그렇게 해도 여전히 불친절하다면 어떻게 하냐고? 그 역시 간단하다. 그런 의사가 있는 병원은 가지 않으면 된다. 그래도 분이 풀리지 않으면 이웃 아기 엄마들에게 마음껏 험담하면 된다. 엄마들의 입소문만큼 강력한 제재는 없다. 엄마들의 입소문만큼 확실한 시장의 법칙은 없다.

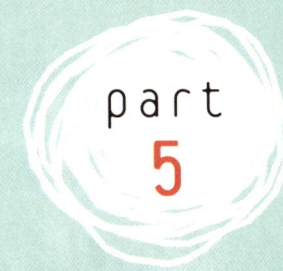

# 첫아이는
# 우리 가족의
# 귀한 행복이다

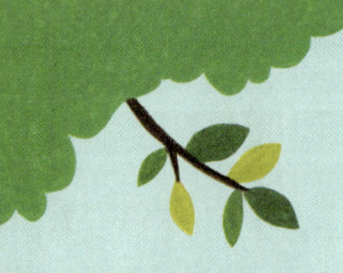

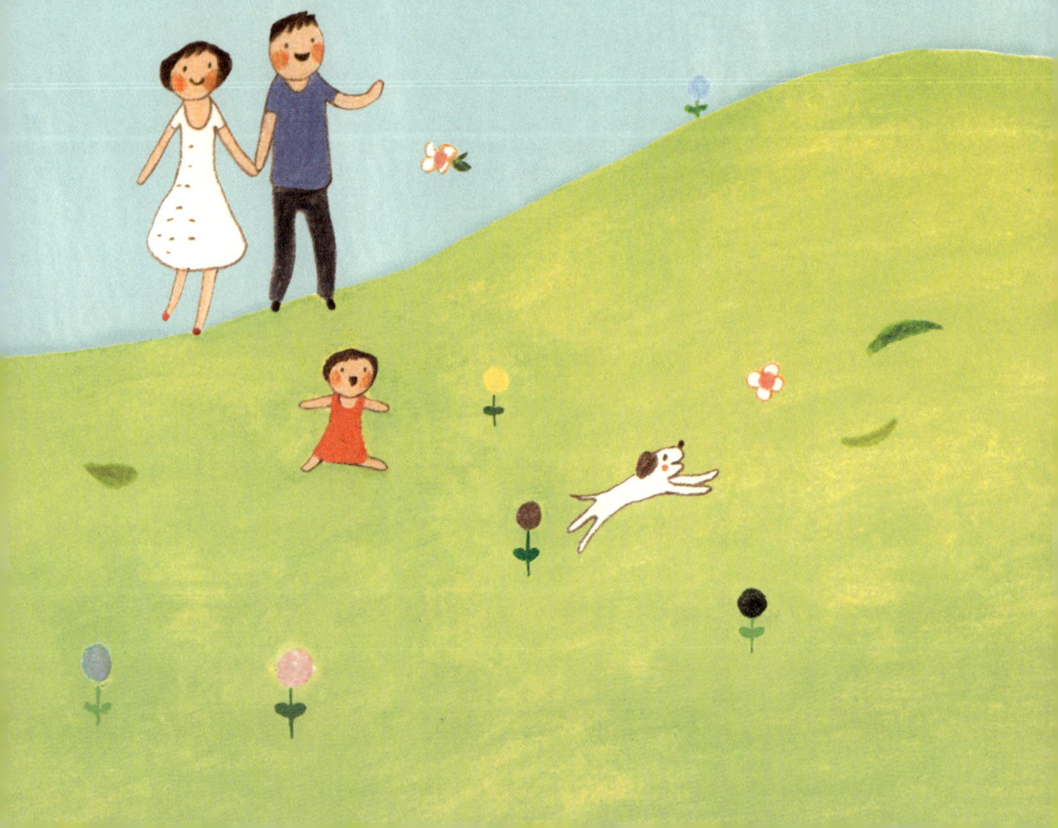

# 초보 아빠에게 '할 일'을 주어라

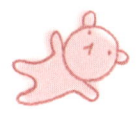첫아이를 얻고 나서 느끼는 신기함과 기쁨, 아이를 잘 키워보겠다는 의욕 등은 엄마들만의 것이 아니다. 아빠는 가장으로서의 책임감까지 더해져 복잡다단한 감회에 빠진다. 아내야 헤어지면 남이지만 자식은 평생 지고 가야 할 짐이라는 말도 있듯이 '아빠' 라는 이름은 '남자' 보다 훨씬 무겁고 부담스럽다. 그래서 아빠의 속내는 자식을 얻은 기쁨과 책임감으로부터 도망치고 싶은 마음이 서로 경주를 벌인다. 아빠도 엄마처럼 산고를 겪는 것이다.

그런데 자의 반 타의 반으로 주된 양육자 생활을 하는 엄마에 비해 아빠는 육아 참여의 기회가 적어 산고를 이겨내기가 더 어렵다. 아빠된 책임감은 막중한 무게로 가슴을 누르는데 부모 노릇은 엄마가 다 하고 있으니 마땅히 할 일을 찾지 못하는 것이다.

### 아버지란 그저 '씨 뿌린 수컷'이 아니다

육아의 관점에서 보면 역사는 세상의 아버지들이 자신의 정체성을 찾기 위해 헤맨 여정일지도 모른다. 여자는 육아에 유리한 신체적인 조건(자궁과 유방)을 타고나는 데다 사냥이나 전쟁이 아닌 가사 노동을 담당함으로써 쉽게 양육자로서의 정체성을 찾을 수 있었다. 하지만 남자는 달랐다. 남자는 여자와 아이들의 주인이긴 하되 육아엔 굳이 간여하지 않아도 되는 방관자였다. 이런 여정 때문에 몇몇 인류학자들은 아버지에겐 자식을 사랑하는 본능(父性)이 없고 그저 종족 번식을 소망하는 수컷에 불과하다고 진단한다.

하지만 현대 사회는 점점 아버지들에게 '수컷' 이상이 되라고 요구하고 있다. 아버지는 자신이 의도했든 의도하지 않았든 아이의 성장에 커다란 영향을 미치는 존재임이 여러 연구를 통해 증명된 까닭이다. 학자들은 그 근거로 아버지가 아이에게 주는 영향이 어머니의 것과 다름을 든다.

쉬운 예를 들어보자. 세계 어디를 가나 발견되는 것이 바로 아이를 목말 태운 아버지의 모습이다. 문화 선진국을 자처하는 유럽의 어느 나라나 아프리카의 밀림, 동남아의 오지에 이르기까지 그 모습은 똑같다. 반면 아이를 목말 태운 어머니의 모습은 어디에서든 쉽게 발견할 수가 없다. 주로 아이를 품에 안아주거나 먹을 것을 주는 모습이 바로 전형적인 어머니 상이다. 그리고 이는 시대와 사회를 막론하고 아버지와 어머니의 양육 방법에 서로 다름을 시사한다.

실제로 양육 태도에 관련된 연구들을 보면 아이와 놀 때 아빠는 신체를 적극적으로 이용하지만 엄마는 주로 부드러운 말과 놀잇감을 이용하는 것으로 나타난다. 또, 아빠는 아이에게 도전적인 행동을 유도하지만 엄마는 보다 안정적인 행동을 주문하는 경향을 보인다. 더 눈길을 끄는 것은 아이들이 이런 특성을 일찍이 파악하고 아빠와 엄마에게 기대하는 것이 각각 다르다는 점이다. 아이들은 아빠를 만나면 먼저 목이나 등에 매달리면서 엄마가 금지했던 도전적인 행동을 함께하자고 조르지만, 엄마를 만나면 품에 파고들어 젖을 만지거나 먹을 것을 달라거나 안아주길 요구한다.

이런 탓에 아빠가 활발하게 놀아 준 경우 아이는 그렇지 않은 경우에 비해 신체 발달이 빠르다. 목말을 타고, 매달리고, 부딪히고, 씨름을 하면서 아이는 신체의 균형 감각과 근육의 힘 등을 길러나간다. 물론 엄마라고 해서 이런 신체 활동을 이끌어 내지 못하는 것은 아니지만 아빠에 비할 바는 아니다.


### 아빠 노릇 제대로 하면 아이가 똑똑해진다

아이들이 성 정체성을 확립해 가는 과정도 아버지와 어머니가 아이에게 주는 영향이 각각 다름을 보여준다. 아들과 딸은 동성과 이성의 부모를 통해 자신의 성 정체성은 물론 장차 이성을 대할 때 어떻게 상호 작용을 해야 하는지 터득하게 된다.

예를 들어 아들은 "자고로 남자란 이래야 해." 하는 식으로 교육하지 않아도 신체적으로 자신과 비슷한 아버지의 행동을 유심히 관찰해 두었다가 따라하려는 경향을 보인다. 목욕탕 거울 앞에서 면도하는 흉내를 내거나 변기 앞에 서서 오줌을 누려는 행동 등이 대표적인 예다. 아무리 나쁜 아빠라도 미워하면서 닮는다는 말도 있듯이 아들에게 있어 아버지는 아이들이 살아가게 될 미래를 보여주는 것과 같다.

이에 반해 딸은 아버지와 어머니가 맺는 관계에 더 집중한다. 만약 아버지가 어머니를 존중하며 민주적인 가족 관계를 만든다면 딸은 이성을 대할 때, 혹은 사회로 나아갈 때 한층 자신감을 가지게 된다. 인도의 전 수상 인디라 간디나 영국의 전 수상 마거릿 대처는 자신의 성품이나 용기가 아버지로부터 온 것임을 고백한 바 있다. 만약 아버지의 사랑과 든든한 지지가 없었더라면 우리는 자신의 삶을 적극적으로 개척한 세계적인 여성 지도자들을 만나지 못했을 것이다.

어머니와 구분되는 아버지 육아의 특징은 또 있다. 그것은 다름 아닌 '화법'이다. 즉, 아빠는 엄마와 말하는 방식이 다르다. 개인차가 있긴 하지만 엄마는 일상적이고 감성적인 말을 즐겨 한다면 아빠는 논리적으로 말하는 경향이 있다. 또 상황이나 원칙에 대해 시시콜콜하게 말하길 좋아하는 엄마와 달리 아빠는 간결하면서 함축적이다.

예를 들어보자. 아이가 단 맛 나는 과자를 달라고 요구할 때 대부분의 엄마는 "안 돼, 이 썩어. 이 썩으면 아야해서 치과에 가야 해. 호랑이 치과 선생님 또 만나고 싶어?"라고 대답한다. 하지만 아빠의 대답은 이와 다르다. 아빠는 간단하면서도 명쾌하다.

"그럼, 엄마 몰래 딱 한 번만 먹자."

보통 아이는 엄마와 오랜 시간을 보내기 때문에 아빠와 나누는 대화가 신선하게 다가온다. 아무리 무뚝뚝하고 말 수가 적은 아빠라도, 아무리 대화의 시간이 짧아도 아이에겐 새로운 패턴으로 대화를 나누는 일이 흥미롭고 즐거운 경험이 되는 것이다. 물론 아빠가 아이에게 건네는 말의 '품질'이 떨어진다면 오히려 나쁜 자극이 될 수도 있겠지만, 적어도 아빠로서의 책임감을 가지고 아이와 눈높이를 맞추어 성실히 대화를 나눈다면 아빠는 엄마가 주지 못하는 새로운 자극의 전령사가 될 수 있는 것이다.

이런 이유로 인해 가정에서 아빠가 적극적으로 육아에 참여한 경우 아이들은 보다 다양한 자극에 노출되어 신체 건강은 물론 지능지수도 높은 것으로 나타난다. 흔히 엄마가 교육을 잘 시켜야 아이가 똑똑하다고 여기지만, 실제로는 아빠의 역할이 아이의 지능지수를 좌우하는 열쇠가 되는 것이다.

## 아이에게 '좋은 아빠'가 되고 싶다면

엄마와는 다른 양육자로서 아빠의 존재에 대해 이해했다면 이젠 역할을 찾아야 한다. 책상과 명패만 있다고 자리가 만들어지지 않듯 가정에서도 임무를 찾아야 자기 자리를 찾을 수 있는 것이다. 그렇다면 아빠의 임무란 게 대체 어떤 거냐고?

첫째는 아이에게 사랑을 표현하는 일이다. 마음속으로 하는 자식 사랑은 단언컨대, 아무짝에도 쓸모가 없다. 적극적으로 표현해야 아이도 아빠의 사랑을 느낄 수 있는 것이다. 처음엔 그저 열심히 스킨십을 나누는 것만으로도 충분하다. 요즘엔 직장에서도 '스킨십'의 중요성을 이야기하는데, 이는 직원들이 얼굴을 맞대고 이야기하는 것이 업무 효율은 물론 자동화 시스템으로는 해결할 수 없는 사기 진작에 더 효과적이기 때문이다. 시간이 나는 대로 아이를 충분히 안아주고, 놀아주고, 목소리를 들려주면서 아빠가 사랑하고 있음을 각인시켜라. 퇴근 후 1시간, 출근 전 10여 분 정도만 꾸준히 투자해도 아빠 임무의 절반은 성공하게 될 것이다.

둘째는 꾸준히 육아 공부를 하는 일이다. 보통 출산 전까지는 열심히 공부하던 아빠들이 정작 아이가 태어난 뒤부터는 슬슬 발뺌하려는 경향이 있다. 그런데 육아에 대해 모르면 아빠 노릇도 할 수가 없는 법이다. 아이의 발달 과정을 모르면 교육적인 놀이가 불가능하고, 아이의 질병에 대해 모르면 아플 때 달래는 일조차 어렵다. 하지만 당신은 박식한 아내를 두어서 그냥 물어보기만 하면 된다고? 뭐, 그렇다면 당신은 복 받은 남자다. 백과사전처럼 술술 답을 말해 주는 아내 덕분에 아빠 노릇도 좀 더 쉽게 할 수 있을 테니까. 그러나 명심하시라. 시간이 지나면 아이도 당신의 성의 부족을 알게 된다는 사실을! 요즘 아이들은 사랑 계산법에 아주 냉정하다.

셋째는 좋은 남편이 되려고 노력하는 일이다. 아빠 노릇을 하는 데 뜬금없는 말처럼 느껴진다고? 그렇지 않다. 아이는 자라면서 부모를 통해 인성과 대인관계를 배우기 때문에 애처가가 되는 것이 곧 좋은 아빠가 되는 길이다. 단순히 가사와 육아 노동을 나누는 것뿐 아니라 아내에게도 적극적으로 사랑을 표현하자. 심리학자들의 연구에 따르면 부모가 서로 친밀한 모습을 보여주는 것이 자녀의 심리적인 안정감 형성에도 도움이 된다고 한다.

한편 엄마는 아빠가 아빠 노릇을 할 수 있도록 기회를 주어야 한다. 의외로 좋은 아빠가 되는 데 가장 큰 걸림돌이 엄마인 경우가 많다. 단지 육아 노동에 서툴다는 이유로 아빠를 양육자의 자리에서 단순 육아 도우미로 내몬다는 것이다. 아빠가 아이를 돌보는 데 주도적으로 참여할 수 있도록 기회를 만들자. 아이 목욕 시킨답시고 온 집안을 물바다로 만들고, 아이와 놀아준다며 방안을 아수라장으로 만들면 좀 어떤가. 뿌리 깊은 가부장 문화 속에서 자란 남편이 아빠가 되기 위해 겪는 시행착오를 넉넉한 모습으로 지켜보며 독려할 수 있어야 초보 아빠의 좋은 아빠 연착륙이 가능해진다.

# 서툰 아빠에게
# 사랑법을 알려줘라

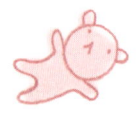 가정적인 남편, 좋은 아빠들이 많아졌다지만 가부
장의 권위를 내세우며 '가사와 육아는 아내의 일'
이라 생각하는 남자들도 여전히 많다. 육아 참여도가 가장 높을 때가
첫아이 키우는 시기라는데, 그마저도 해당 사항이 없는 남편을 둔 아
내들은 낯설고 외로운 육아 전쟁을 홀로 치러야 한다. 매일 푸념을 하
고 잔소리를 해도 달라지는 것은 없고, 남에게 하소연하자니 남편 복
없다고 광고하는 것 같아 속상하고…. 대관절 이 무심한 남편을 어찌
해야 한단 말인가.

"어떤 때 보면 아기를 무척 사랑하는 것 같고, 또 어떤 때 보면 너무
이기적인 것 같아요. 아기를 보면 껴안고 뽀뽀하고 귀여워서 어쩔 줄
을 모르다가도, 애 재우려고 방바닥 좀 닦아달라고 하면 금세 게으름

을 피우거든요. 그렇다고 애를 안고 재워 주는 것도 아니고…. 처음엔 일 때문에 피곤해서 그러겠지 하고 이해했어요. 하지만 요즘엔 점점 힘든 일은 안 하려고 해요. 자기 컨디션 좋을 때만 잠깐 놀아주고는 할 일 다 했다는 식이라니까요?"

## 아기는 사랑하지만 육아 노동은 싫다

이 아빠는 아기를 사랑하지 않는 걸까? 아마도 그렇진 않을 것이다. 어쩌면 누구보다 아기를 사랑한다고 자부할 것이다. 그래서 매일 직장에 나가 꼴 보기 싫은 상사 비위 맞추어 가며, 못 마시는 술 접대해 가며 열심히 일하고 있지 않은가. 하지만 분명한 것은 이 아빠는 아이를 몹시 사랑하긴 해도 사랑하는 방법은 잘 모른다는 사실이다. 왜냐고? 자식 사랑은 그렇게 컨디션 좋을 때만 할 수 있는 게 아니기 때문이다.

육아는, 그리고 자식 사랑은 정말 볼품없는 노동의 연속으로 이루어진다. 따지고 보면 가사 노동이라는 게 다 그렇지만, 그래도 육아만큼 자질구레하고 성가실 정도는 아니다. 먹이고, 입히고, 씻기고, 재우고, 빨래하고, 쓸고, 닦고, 게다가 놀아주기까지…. 말이 좋아 위대한 어머니이고 자식 사랑이지, 다음 세대를 키워내는 부모의 역할이란 본질적으로는 그렇게 남루하고 고단한 것이다.

이런 현실에 직면할 때면 나는 모 소설에서 읽은 구절을 떠올리곤 한다. 사랑을 위해 죽기는 쉬워도, 매일 사랑하는 이의 걸레가 되고 재떨이가 되는 것은 더 어렵다…. 자식에 대한 사랑도 결국은 아기의 젖병이 되고, 기저귀가 되고, 턱받이가 되는 것에 다름 아니다. 오히려 아기는 보살핌이 필요한 존재이므로 그 사랑에는 더욱 고된 노동이 수반되어야 한다.

문제는 많은 아빠들이 너무나 단순하고도 명쾌한 이 사실을 모른다는 것이다. 결국 아빠 역시 자식에 대한 사랑을 표현하려면 육아 노동에 참여해야 하건만, 아빠들이 하는 자식 사랑은 엄마들의 것과 다르다고 생각한다. 아빠는 굳이 말이나 행동으로 하지 않아도 마음 깊이 자식을 사랑한다는 해괴한 논리는 대관절 어디에서 나왔는지! 아빠는 돈을 버는 것만으로도 아기를 충분히 사랑하고, 엄마는 24시간 몸을 움직여야 제 역할을 다할 수 있다는 게 어떻게 가능하단 말인가!

### 권위적인 남편에겐 훈장 노릇을 맡겨라

그런데 더 큰 문제는 남편에게 이런 사실을 일깨울 방법이 마땅치 않다는 점이다. "당신의 아기 사랑을 젖병 소독으로 표현해 줄래?" 혹은 "우리 아기를 정말 사랑한다면 아기 옷 좀 빨아줘."라고 말한다고 "그렇게 좋은 사랑법이 있다니 내 기꺼이 하지."라며 반길 남편은 별로 없다. "아빠 노릇은 결국 육아 노동을 나누는 것으로부터 시작하는 거야."라고 일장 연설을 하면, 육아 참여 성적이 나쁜 아빠일수록 더 멀찌감치 도망을 쳐버리거나 되레 호통을 치며 화를 내는 이들도 있을 것이다. 나도 피곤하니 쉬고 싶다고, 나는 밖에서 일하고 돈 벌지 않느냐고, 아이 키우는 건 예부터 여자들 일이 아니냐고 말이다.

육아 참여도가 떨어지는 아빠들은 대개 보수적인 사고 경향을 가졌거나 나름의 논리를 화려하게 구사하는 달변가들이다. 아무리 진지하게 호소해도 벽창호처럼 요지부동이거나 육아에 참여하지 않는 이유를 나름의 화려한 논리로 쏟아낸다. 말솜씨가 어눌한 데다 형광등처럼 이해가 늦은 아내들은 남편의 논리에 깜빡 넘어가 두 손 두 발을 모두 들고 만다. 이렇게 대화를 통해 바뀌지 않는 남편들에겐 장기적인 행동 전략이 필요하다.

먼저 보수적이면서 권위적인 남편들에게는 절대로 훈계하듯 이야기해서는 안 된다. 보수적인 남편일수록 가장으로서의 지위와 체면을 한껏 살려 주어야 마음이 움직이고, 그렇게 움직인 마음은 아주 느리게 행동에 반영된다. 따라서 자질구레한 육아 노동보다는 가장의 지위에 걸맞은 훈장 노릇, 혹은 남자답게 몸을 굴려 운동하는 일 따위를 하도록 유도한다.

말하는 방법도 중요하다. 예를 들어 아이 교육(사실상 놀아주기)에 참여하도록 유도할 때는 "지적인 교육은 내가 잘 못하니 당신이 좀 도와줘."라고 말한다. 그리고 조금이라도 참여하는 모습을 보이면 그 노고를 아주 크게 치하해야 한다. 조금 치사하게 느껴질 수도 있지만 그러면 좀 어떤가. 꼰대 같은 남편의 육아 태도가 달라진다면 감수할 만한 가치가 있다.

그림책을 읽어주거나 아이 운동을 시키는 정도만 아빠가 전담해도 엄마는 아기 돌보기가 한결 수월해진다. 반면 "그쯤이야." 하고 시작한 아빠는 그림책 읽어주는 일조차 결코 쉽지 않다는 점을 깨닫고 육아와 아내의 노고에 대해 다시 생각하게 된다. 물론 권위적인 아빠들은 아무리 힘들어도 힘들어서 못하겠다는 말은 하지 않지만(이런저런 핑계를 대며 빠져나갈지언정), 적어도 "당신이 집에서 하는 일이 뭐 있어?" 따위의 말은 하지 않게 된다.

### 뺀질이나 달변가들에겐 약속을 받아내라

뺀질이 형인 데다 말 잘하는 달변가 아빠들은 좀 더 머리를 써야 한다. 이들은 대개 아이를 5분 보고 50시간 생색내는 경향이 있기 때문에 괜히 아이를 맡겼다가 상황만 불리하게 바뀔 수도 있다. 즉, 제대로 도와준 일은 하나 없는데 아이는 아빠가 다 키운 것처럼 되어 엄마만 불평불만 많은 사람이 되고 만다는 것이다.

그런데 이런 유형의 아빠들은 백이면 백, 육아에 참여한다는 대의명분 자체를 부정하진 않는 특징이 있다. 자신을 시대에 흐름에 역행하는 사람으로 생각하면 자존심이 상해 못 견디기 때문에 생색을 낼 정도의 일은 꼭 하려고 노력한다. 그래야 가족들 앞에서, 직장 동료 앞에서 자신이 아빠로서도 괜찮은 사람임을 내보일 수 있기 때문이다.

이런 아빠들을 육아에 참여시킬 때는 아주 간단하고 쉬운 것 한두 가지만 거들어 달라고 부탁하면서 반드시 약속을 받아내야 한다. 약속을 받아내면 대의명분을 틀어쥘 수 있고, 대의명분이 엄마에게 넘어오면 화려한 언변도 힘을 잃게 마련이다. 그리고 아빠에게 맡길 일은 간단해 보이되 꾸준히 해야 하는 것이라야 한다. 예를 들어 매일 아침 출근 전에 기저귀 갈아주기, 자기 전에 15분씩 그림책 읽어주기, 아빠가 있을 때는 항상 아빠가 밥 먹이기 등이다. 아빠가 아기 밥 먹이기만 전담해도 엄마는 하루 한 끼를 마음 편히 먹을 수 있고, 아이는 아빠와의 지속적인 스킨십을 나눌 수 있게 된다.

단, 주의할 점이 있다. 뺀질이 남편은 조금만 힘들어도 빠져나갈 구실을 만들기 때문에 엄마가 먼저 타협을 하면 안 된다. 오늘은 컨디션이 나빠서, 혹은 일 때문에 바빠서, 그도 아니라면 아이가 엄마를 더 좋아하니까 등 매일 매일 핑계나 장애물이 등장하게 될 텐데 한두 번 사정을 봐주다 보면 모든 육아 노동은 도로 엄마 차지가 되어버린다. 때로는 일에 치여 피곤해 하는 남편이 측은하고 미안하더라도 엄마가 먼저 정한 원칙을 지키기 위해 노력해야 한다.

### 육아 노동을 해야 진정한 아빠가 된다

안타깝지만 이런 저런 방법을 다 동원해도 변하지 않는 남편들도 있다. 우리 사회의 남자들은 뱃속에서부터 여자들과는 다른 교육을 받고 자라왔기 때문에 단번에 변하지 않는다. 게다가 우리 사회의 노동 구조는 남자들이 가정에서 좋은 아빠로서의 역할을 할 수 있도록 허락해 줄 만큼 헐렁하지도 않다. 대부분의 남자들이 장시간 노동에 시달림으로써 정신적, 체력적 여유가 부족하다.

하지만 그렇다고 그냥 포기하면 안 된다. 아기씨만 주었다고, 밖에서 열심히 일해서 돈만 벌어온다고 아빠가 저절로 되는 것이 아니다. 아기 때 육아 참여도가 저조한 아빠들이 나중에 아이들과 불화에 시달리는 비율이 높고 상실감도 커진다는 통계를 보면, 남편으로 하여금 육아에 조금이라도 더 참여케 하는 것이 단순히 아내의 일손을 덜기 위한 것이 아니라 남편을 위하는 일이라는 것을 알 수 있을 것이다.

아빠가 아빠로서 자리를 스스로 만들어가지 않으면 아빠 대접을 받을 수 없는 시대가 요즘이라는 걸 엄마 자신부터 확실히 인지해야 한다. 자신도 확신하지 못하는 일을 어떻게 남편에게 주장할 수 있겠는가. 그리고 엄마는 자기 혼자 모든 걸 감당하는 자세를 버려야 한다. 남편들은 아내가 궁시렁거리면서도 힘든 일을 다 해내면 '할 만하니 하는가보다' 하고 믿게 마련이다.

그나마 다행인 것은 아내가 배 아파서 아기를 낳으면 저절로 아빠가 된다고 믿는 남자들이나 그렇지 않은 남자들 모두 자기 자식만큼은 끔찍하게 사랑한다는 사실이다. 그러니 그 사랑을 믿고 남편이 진정한 아빠로 거듭 날 수 있도록 노력해 보자. 엄마는 아기뿐 아니라 아빠도 낳고 키워야 하는 위대한 육아 노동자다.

# 부부금슬이 좋아야
# 아이 성격이 좋다

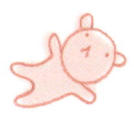 세상을 바라보는 시선이 따뜻하고 남을 배려할 줄
아는 아이, 매사에 적극적이면서도 적당히 참을 줄
아는 아이, 붙임성이 있어서 또래들과 잘 어울릴 줄 아는 아이…. 아마
도 이는 의욕에 찬 모든 초보 부모들이 꿈꾸는 아이의 모습일 것이다.
우리는 누구나 성격이 좋은 사람에게 호감을 가지게 마련이고, 부모는
특히 내 아이만큼은 성격 좋은 아이로 자라길 기대하기 때문이다.

하지만 현실은 늘 꿈과는 거리가 있다. 아이는 대개 저만 알고, 참을
성이 없으며, 결정적인 순간에 소극적인 모습을 보이고, 엄마 말도 잘
듣지 않는다. 그래도 눈살을 찌푸리게 하는 정도만 아니라면 괜찮다.
부정적인 의미에서 외동이 기질을 보이던 첫아이는 시간이 흐르면 차
츰 대견한 맏이의 모습으로 변해가기 때문이다.

문제는 아이의 미운 짓을 기꺼이 받아줄 부모의 품에서 벗어나 또래 사회에서 적응하지 못하는 모습을 보일 때이다. 아이가 툭 하면 다른 아이들에게 폭력을 휘둘러서 눈총을 받거나, 놀이방에서 늘 외톨이로 지내거나, 제 마음대로 잘 되지 않으면 발작하듯 난폭한 행동을 일삼을 때 표현은 안 해도 부모는 적잖이 실망한다. 그러고는 생각한다. 쟤는 대체 누굴 닮아 저 모양일까?

### 문제 아이 뒤에는 문제 부모가 있다

　"또래들과 잘 어울리지 못해 내원하는 아이들을 상담하다 보면 결국 부모 상담에 이르게 돼요. 아이가 문제를 일으키는 요인을 따져보면 십중팔구 집안에 있거든요. 그래서 저는 아이를 치료할 때 꼭 부모가 함께 오라고 해요. 부모가 변하지 않으면 아이의 문제도 해결되지 않으니까요."

　어린이와 청소년을 대상으로 신경정신 클리닉을 운영하는 한 신경정신과 전문의의 말이다. 취재차 만난 그는 클리닉을 운영하면서 가장 어려운 점이 무엇이냐는 물음에 '고집스러운 부모들을 설득하는 일'이라고 했다. 아이 문제의 원인이 부모에게 있다고 하면 대부분의 부모들이 충격을 받는데, 상당수는 그의 진단을 받아들이려고 하지 않는단다. 때로는 버럭 화를 내며 아예 발길조차 끊어버리는 부모들도 있다. 그리고 그들은 이렇게 항변한다. 부모는 사회생활에 전혀 문제가 없는데 왜 부모가 아이 문제의 원인이 되느냐고.

　만약 아이를 사랑하고 걱정하는 마음에 관련 클리닉까지 찾았는데 상담을 해준 이가 "아이 문제의 원인은 바로 당신이오." 한다면 상처를 받지 않을 부모가 있을까. 더구나 부모 자신이 사회생활이나 대인관계를 잘 해내고 있다면 아이의 문제를 받아들이는 일조차 어려울 것이다. 하지만 아이 사랑하는 마음이 아무리 깊고, 많은 사람들로부터 지지를 얻고 있는 거물 인사라고 해도 반드시 자녀가 대인관계가 원만하고 좋은 성격을 가진 아이로 자라는 것은 아니다.

　"폭력적인 외톨이로 여러 군데의 어린이집을 전전하다 내원한 아이가 있었어요. 부모는 모두 대학에서 학생들을 가르치는 교육자였는데, 겉으로 보면 아무런 문제가 없는 가정이었지요. 아이도 집안에서는 아주 얌전하고 순종적이라고 했어요. 하지만 상담을 해보니 아이는 스트레스 지수가 무척 높은 상태였고, 부모님들 관계도 좋지 않았습니다. 지나치게 엄격하고 보수적인 아빠와 사사건건 부딪히는 엄마로부터 억눌린 감정을 어린이집에서 풀고 있었던 거예요."

　권위적인 부모의 경우 자신은 늘 옳은 말과 바른 행동만 하고 있다고 여기지만, 실제로는 가족들과 비민주적인 관계를 맺는 경우가 많다. 아이 입장에서 보면 왜 그래야 하는지 이유나 논리를 생각해 보기 전에 반드시 따라야 하는 의무부터 부여되기 때문에 스트레스를 느끼게 되는 것이다. 더구나 부모 사이가 좋지 못하면(늘 싸우는 모습만 보기 때문에) 아이는 자신의 분노 감정을 어떻게 합리적으로 표현해야 하는지 방법을 배우지 못한다. 그래서 권위적인 부모의 힘이 미치지 않은 곳에서 자신만의 방법으로 분노나 스트레스를 발산하는 것이다.

### 첫아이에겐 부모가 인간관계의 모델이다

심리학자들은 아이의 성격 형성에 영향을 미치는 결정적인 요인으로 유전자와 애착, 가정 내 인간관계 등 세 가지 변수를 꼽는다. 유전자란 곧 부모로부터 물려받은 타고난 기질을 일컫는데, 이는 갓 태어난 아기라도 똑같은 자극에 서로 다른 반응을 보이는 것을 보면 잘 알 수 있다. 즉, 어떤 아기들은 날 때부터 쉴 새 없이 버둥거리지만 얌전히 누워서 입만 오물대는 아기가 있고, 클래식 음악만 틀어도 깜짝 깜짝 놀라는 아기와 달리 TV를 크게 틀어 두어도 아랑곳없이 잘 자는 아기도 있다는 것이다.

이런 타고난 기질은 자라면서 조금씩 변한다. 어떤 기질은 더 강해지고, 또 어떤 기질은 언제 그랬나 싶게 자취를 감춘다. 이는 성격이 환경적인 영향을 크게 받기 때문이다. 아이의 성격에 가장 결정적인 영향을 환경적인 요인은 바로 '애착'이다. 애착의 사전적인 뜻은 '사랑하는 대상과 관계를 유지하려는 행동'인데, 아이에게는 부모와의 애정 관계가 곧 애착이다. 아이는 부모와의 애착을 통해 타인에 대한 신뢰감(그들은 믿을 만하고 도움이 필요할 때 나를 도와준다)과 자신에 대한 긍정적인 개념(나는 타인에게 사랑받을 만한 존재다)을 얻게 된다. 즉, 부모로부터 따뜻한 사랑을 받은 아이는 외부 세계를 따뜻한 시선으로 보게 되고 타인과 교류할 때 자신감을 갖게 된다는 것이다.

그리고 애착이 잘 형성된 뒤에는 외부와 소통하는 방법을 배워야 한다. 자신과 세상에 대해 긍정적인 마음을 가졌다고 해도 그것을 표현할 줄 모르면 아무 소용이 없기 때문이다. 이때 중요한 모델이 바로 아빠와 엄마가 맺은 인간관계다. 특히 조부모나 형제가 없는 첫아이에게는 부모가 곧 세상의 전부이므로 아이는 부모가 보여주는 소통의 방법을 통해 타인과 어떻게 관계를 맺어야 하는지 배우게 된다. 사랑의 감정을 느낄 때는 어떤 목소리로 말해야 하는지, 화가 날 때는 어떻게 행동해야 하는지 보고 따라한다는 것이다.

이 때문에 부부금슬이 좋은 가정에서 자란 아이는 폭력적인 행동을 일삼거나 자신을 타인으로부터 고립시키는 행동을 하지 않는다. 타인의 신체나 감정을 상하게 하는 모습을 본 적이 없으니 아예 그런 행동 방식을 모르는 것이다. 물론 부부 사이에 특별히 문제가 없어도 아이에게 문제 행동이 나타나는 경우는 있다. 서로 사랑의 표현을 하지 않아도 그럭저럭 잘 지내는 부부의 경우 당사자들에게는 문제가 없지만, 아이에게 보여줄 모델 행동 역시 부족하기 때문이다.

만약 이런 상황에서 부모가 아이에게 일방적인 순종만을 요구한다면 아이는 스트레스를 받을 뿐 아니라 스트레스를 표출하는 방법을 찾지 못해 혼란스러워한다. 그러다 우연히 또래 아이들에게 주먹질을 함으로써 카타르시스를 느낀다면 아이는 금세 폭력적인 행동에 맛을 들이게 된다. 물론 이와는 반대로 타인으로부터 자신을 고립시킴으로써 문제를 회피하는 반응을 보일 수도 있다. 어느 쪽을 택하든 바람직한 인간관계를 배우지 못한 아이 입장에서는 나름의 고육지책인 셈이다.

## 부부금슬로 사랑과 소통의 기술을 가르쳐라

자녀가 성격 좋은 아이로 자라길 바란다면 먼저 아이에게 비춰지는 부부간 소통의 방식에 대해 살펴봐야 한다. 아이는 자신에게 말을 건넬 때만 대인관계의 기술을 배우는 것이 아니다. 아이의 두뇌는 아빠와 엄마가 서로 이야기를 나눌 때에도 레이더를 작동시키고 있다. 엄마는 아빠에게 주로 어떤 말을 하는지, 아빠는 그에 대해 어떤 표정을 짓고 어떻게 행동하는지, 서로에게 화가 날 때는 어떤 방식으로 해소하는지 등 아이의 두뇌가 부모의 행동을 드라마 녹화하듯 기록하고 있음을 알아야 한다.

예를 들어보자. 엄마에게 늘 대장처럼 명령하는 모습만 보여주는 아빠는 성별이나 지위에 관계없이 타인을 배려하고 존중하는 것이 얼마나 중요한지 가르쳐 주지 못한다. 또 아빠와 마주치면 신경질적으로 바가지를 긁어대는 엄마는 아이에게 아름다운 말로 갈등을 해소하는 방법을 알려 줄 수가 없다. 심지어 부부싸움을 할 때 폭력이 오가는 경우 아이는 화를 해소하는 하나의 방법으로 폭력을 인지하게 된다. 설령 집안에서는 자신 역시 힘이 없어 순종적인 모습을 보일 수밖에 없어도 자신보다 약한 아이를 만나면 때리고 괴롭히는 행동을 하는 것이다.

물론 아이에게 보여주기 위해 부부관계를 위장할 수는 없을 것이다. 부모가 24시간 배우처럼 연기를 한다는 것 자체가 불가능하다. 게다가 항상 좋은 말만 주고받는 것이 꼭 바람직하다고 볼 수도 없다. 사람과 사람의 관계란 어차피 좋을 때도 있고 나쁠 때도 있지 않던가. 부부관계도 좋을 때보다는 나쁠 때 갈등을 잘 해소하는 것이 관건이듯 아이 역시 부모를 통해 갈등 해소의 방법을 배울 수 있어야 한다. 의견 차이는 있지만 사랑으로 그 차이를 인정하며 서로를 보듬는 모습을 보여주면 아이는 굳이 말로 설명하지 않아도 합리적인 소통의 기술을 익히게 된다.

다행이 좋은 성격도 어느 정도의 시행착오를 거치며 단련되고 완성된다. 이제껏 좋은 모습을 보여주지 못했다고 해도 앞으로 바람직한 부부관계를 맺는다면 아이 역시 보완의 기회를 얻을 수 있다는 것이다. 올포트라는 심리학자는 건강한 성격의 기준으로 타인에 대한 관용, 좌절에 대한 참을성, 현실을 직시하는 능력, 일에 몰두하는 집중력, 자신에 대한 통찰력 등을 꼽았는데 이 세상 누구도 다섯 가지 기준을 100% 충족하지는 못한다고 했다. 오히려 좋은 성격을 갖기 위해 노력하는 과정에서 나타나는 개인차는 그 사람을 구분 짓는 매력적인 개성이 될 수 있다. 천생연분이라는 소리를 듣거나 평등 부부상을 받을 정도는 아니라도 아이가 보다 건강하게 세상과 관계를 맺을 수 있도록 바람직한 부부관계를 맺을 수 있도록 노력하자.

# 할머니와 동지가 되면
# 육아가 편해진다

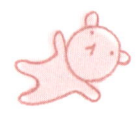 한국 사회에서의 결혼은 개인과 개인의 만남이 아니라 집안과 집안의 결속이라는 말이 있는데, 아이를 낳고 나면 이 말의 의미를 실감하게 된다. 아이는 비단 나의 아이가 아니라 집안의 아이이기 때문이다.

나 역시 아이를 낳고 이런 사실을 절실히 깨달았다. 친정과 시댁 양가를 통틀어 첫 손자였던 우리 아이는 태어나자마자 모든 가족들로부터 사랑을 받았다. 아이가 응애 하는 울음소리를 내기라도 하면 온 가족이 달려와 우는 이유를 궁금해 했고, 품에 안고 달래주기 위해 아이 쟁탈전을 벌였다. 나는 양가에서 번갈아가며 산후조리를 했는데, 아이의 기저귀를 갈아주는 순간에도 슬금슬금 가족들의 눈치를 보았던 것으로 기억한다.

하지만 그런 눈치 보기가 싫은 것은 아니었다. 집안의 보배로 등극한 아이는 마치 내 자신의 가치를 높인 것만큼 보람을 느끼게 했다. 가족들의, 특히 할머니의 사랑과 간섭이 부담스럽게 느껴진 것은 직장 때문에 어쩔 수 없이 아이의 양육을 할머니에게 위임해야 했을 때였다.

### 아이 맡긴 죄인이 무슨 할 말이 있다고!

생후 5개월쯤 우리 아이는 지방의 할머니 댁으로 내려갔다. 육아와 직장 일을 병행할 수 없었던 나는 시어머니께 양해를 구하고 아이를 키워달라고 부탁했다. 손자 사랑이 남달랐던 어머니는 기꺼이 아이를 맡아주셨다. 그 뒤부터 나는 매일 퇴근 때마다 종종 걸음을 치지 않아도 되었고, 마감 때도 부담 없이 철야 근무를 할 수 있었다. 남달리 살림 솜씨가 좋으신 어머니는 아이 키우는 일도 똑 소리 나게 잘해 주셨다. 처음엔 모든 일이 그저 행복하고 고맙게 느껴졌다.

하지만 시간이 흐르면서 나는 차츰 그리움에 허덕였고 마음도 불편해졌다. 주말이 오기만을 손꼽아 기다려 시댁에 내려가 문을 열면 제일 먼저 눈에 들어오는 풍경이 피로에 지친 어머니의 얼굴이었다. 눈으로 확인한 것은 아니었지만 충분히 짐작이 되었다. 방 닦는 걸레도 매일 새하얗게 삶아야 편안해 하시는 어머니가 그간 아이를 보살피느라 얼마나 많은 수고를 하셨을지 알 수 있었던 것이다. 나는 "고생 많으셨지요? 고맙습니다." 하는 인사조차 제대로 하지 못한 채 주눅부터 들었다. '아이 맡긴 죄인'이라더니 어머니는 생색 한번 내지 않으셔도 며느리는 지레 가시방석에 올라앉는 법인가 보다.

결국 석 달 만에 직장에 사표를 내고 아이를 데려왔다. 거듭 아니라고 해도 어머니는 당신에게 뭔가 잘못이 있나 걱정하고 섭섭해 하셨지만, 나는 엄마로서 엄마 노릇을 못하는 상황이 싫어서 주말 모녀 관계를 청산하고 말았다. 물론 어머니의 육아 방법 중에 마음에 들지 않는 점도 있었고 치사하지만 아이가 할머니 손길을 편해 하는 것도 불안했다. 이러다 아이가 할머니를 엄마로 알면 어떡하지? 하는 걱정도 들었다. 나중에야 그것이 얼마나 어리석은 걱정인지 깨달았지만 당시에는 무엇이 그리 조급했는지 엄마 주도권을 찾기에 급급했던 것이다.

그래도 나의 경우는 괜찮았다. 우리 시어머니는 며느리의 결정을 흔쾌히 받아들이셨고, 육아에 지친 며느리에게 정기 휴가를 주기 위해 육아 도우미를 자처하시는 등 번번이 옹졸한 나를 반성케 하셨다. 덕분에 껄끄러워질 수 있었던 고부 관계는 금세 정상 궤도를 되찾았다.

그런데 육아 잡지를 만들면서 나는 정말 많은 아기 엄마들이 할머니와 육아 주도권을 두고 꽤 심각한 다툼을 벌인다는 사실을 알게 되었다. 흔히 할머니와의 갈등은 아이를 맡긴 직장인 엄마들에게 많을 것이라 생각하기 쉽지만 의외로 전업 주부인 엄마들 역시 할머니의 간섭에 갈등을 느끼고 있었다. 자식 키우기에 선배인 할머니들은 육아에 서툰 며느리나 딸에게 할 말이 많고, 젊은 엄마들은 할머니의 훈수를 달가워하지 않는다. 그러니 말은 안 해도 서로 신경전을 벌일 수밖에 없는 것이다. 시부모님이든 친정부모님이든 한집에서 사는 경우는 갈등이 더 심했다. 매순간 부딪히고 엇갈리면서 서로에게 상처를 내는 소모적인 감정싸움을 벌이느라 없던 고부 갈등도 새로 생겨날 지경이었다.

### 할머니는 할머니일 뿐, 엄마가 아니다

할머니와의 육아 갈등은 어쩌면 구조적으로 불가피한 것이다. 우리의 가족 문화는 공동체적인 성격을 가지고 있어서 부모란 양육의 책임은 지되 지위는 대리자에 지나지 않는다. 즉, 아이는 부모에 속하기 전에 집안에 속하므로 부모가 모든 권한을 가지지 못하는 것이다. 물론 요즘엔 많이 바뀌었지만 그래도 대가족의 전통은 남아 있어서 이것이 종종 갈등의 요인이 된다. 조부모 입장에서는 간섭이 당연하지만 개인주의적인 신세대 부모는 마땅히 독점해야 할 권리를 침해당한다고 느끼기 때문이다.

사실 냉정하게 보자면 조부모는 조부모일 뿐 부모가 아니다. 할머니는 할머니일 뿐 엄마가 될 수는 없는 것이다. 특히 현대 사회는 자식을 위해 무언가 결정을 내려야 할 때 그에 대한 권리와 책임을 전적으로 엄마와 아빠에게 부여한다. 설령 할머니가 주된 양육을 담당한다고 해도 그 사실은 변하지 않는다. 적어도 엄마와 아빠가 합의된 양육 원칙을 정한다면 할머니의 할머니라도 침해하거나 꺾을 수 없는 것이다.

하지만 육아 갈등의 면면을 잘 살펴보면 그 원인이 비단 부모 권한의 침해 여부에 있지 않음을 발견하게 된다. 할머니가 엄마 권리를 빼앗았느냐가 아니라 보다 근본적인 인간관계의 문제, 즉 소통이 원활하지 않기 때문인 것이다. 특히 고부간에는 육아에 대한 견해 차이가 아니라 서로의 감정이 부딪혀 고집스레 상대를 배척하는 경향이 많다. 며느리는 시어머니 말씀이라면 뭐든 간섭으로 들리고, 시어머니는 고분고분하지 않는 며느리 태도가 서운하고 괘씸하다. 욕지거리를 해도 정겨운 친정어머니와 싸가지 없게 말해도 미워할 수 없는 딸과는 서로 다른 기준을 적용하는 것이다.

### 할머니의 육아 방식에 너그러워져라

게다가 우리 사회는 부모와 자식 간에 민주적이고 합리적으로 대화하는 방식에 서툰 편이다. '장유유서'라는 아름다운 풍습이 시대 변화에 맞게 적용되지 못하면서 양방향의 대화가 이루어지고 있지 못한 것이다. 이런 부조화는 언뜻 보기엔 나이 든 어른에게 이로운 것처럼 느껴지지만 실제로는 부모나 자식 모두에게 불편을 가져다준다. 세상에 자식과 대립하고 갈등하길 원하는 부모가 어디 있겠는가. 알고 보면 할머니, 할아버지도 부모가 된 자식과 대화하며 손자를 위해 도움이 되길 바라고 있다. 다만 어른들도 대화의 방법을 모르거나 경험이 없기 때문이다.

그렇다면 어떻게 해야 육아 갈등을 해소할 수 있을까? 대부분의 육아 갈등은 어떻게 하는 것이 아이에게 이로운가에 대한 견해차에서 시작된다. 따라서 감정적인 부분을 확대하지 말고 이견 자체에 집중해서 대화를 나누는 게 좋다. 할머니가 잘못 알고 있다면 차근차근 이해시키고 설득한다. 물론 말로 감정까지 정리되진 않을 것이다. 꼬박꼬박 논리 앞세워 말하는 며느리나 딸 때문에 할머니는 되레 화병이 날 수도 있다. 따라서 쓸 데 없이 감정을 자극하거나 내 주장만을 내세우지 않도록 각별히 주의해야 한다. 할머니를 무안하게 만드는 언사도, 필요 이상으로 잘난 척 하는 인상도 주어서는 안 된다는 것이다.

아이를 위한 해법 찾기만으로 부족하다면 자신의 마음이나 상태를 진지하게 설명한다. 까다로운 시어머니도, 고집스러운 친정어머니도, 저 잘난 줄만 아는 며느리나 딸도 모두 가족이다. 만나기만 하면 으르렁대는 사이라고 해도 진심을 보이면 한걸음 물러서는 이들이 바로 가족 아닌가. 나 역시 낯간지러워서 잘 못하는 말이긴 하지만, 할머니와 별다른 육아 갈등을 겪지 않는 엄마들은 "이럴 땐 어떻게 하면 좋을까요?"라는 말로 의논하길 좋아한다. 그리고 이런 자세는 할머니를 적이 아니라 동지로 변모시킨다. 자식 키우는 엄마는 이미 알고 있지 않은가. 삐지는 아이보다 떼쓰는 아이가, 떼쓰는 아이보다 애교로 요구하는 아이가 엄마 마음을 움직인다는 사실을.

조부모와 한집에서 살거나 아이를 아예 할머니에게 맡긴 경우는 양육 방식이 다소 마음에 들지 않더라도 눈 딱 감고 넘어가는 넉넉한 마음도 필요할 것이다. 사실 엄마가 키운다고 해도 늘 잘할 수만은 없는 법 아닌가. 이랬다저랬다 하지 않고 일관된 양육 태도를 보여야 아이도 혼란스러워하지 않는다. 시간이 흐른 뒤에야 깨달을 일이지만 할머니 방식이 요즘 육아 룰에 어긋난다고 아이가 잘못되는 것도 아니다. 초보 엄마에게는 큰일 날 것처럼 보이는 일이 알고 보면 별 것 아닌 경우가 더 많다. 뿐만 아니라 할머니는 오랜 경험을 통하여 자신의 모자란 부분을 사랑으로 메울 줄 안다.

우리 시어머니는 종종 "아이는 사탕 주는 할머니 마다하고 때려 주는 엄마 따라 간다."고 말씀하시곤 했다. "손자라도 아이 키워 준 공은 없는 법"이라고도 하셨다. 아이를 맡길 때마다 하시던 말씀인데, 아마도 마음을 비우기 위해 주문 삼아 그렇게 하셨던 것 같다. 나는 10여 년이 지난 뒤에야 그 말씀에 담긴 쓸쓸한 기운을 읽을 수 있었다. 새삼 할머니의 간섭도 사랑이라는 사실을 깨달았다. 할머니와의 육아 갈등에 일희일비하지 말고 좀 더 넉넉해지자. 할머니가 간섭해도 내가 아이의 엄마라는 사실은 변하지 않는다.

# 남의 손에 맡길 때 이것만은 챙겨라

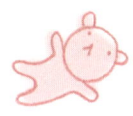아이를 어쩔 수 없이 '남의 손'에서 키워야 할 때, 하루 종일 엄마와 시간을 보내는 것이 염려되어 아이를 보육 기관에 보내려고 할 때 엄마는 불안하고 걱정스럽다. 엄마의 시야를 벗어난 곳에서 혹시라도 아이가 소홀한 대접을 받거나 학대를 당할지 모른다는 의구심을 완전히 떨쳐내기 어려운 탓이다. 잊을 만하면 TV 뉴스에 등장하는 보모와 보육 기관의 아이 학대 소식은 불안한 엄마를 더욱 더 심한 불안에 떨게 만든다.

하지만 구더기 무서워 장을 안 담글 수는 없듯이 기왕에 아이를 남의 손에 맡겨야 한다면 지나친 걱정과 의구심은 접어두자. 아이의 특성을 파악해 두고 정보를 수집해 관리만 잘 한다면 우려와 달리 아이는 남의 손에서도 잘 자란다.

## 아이가 어리다면 전문 도우미를 찾아라

아이를 남의 손에 의탁할 때 가장 중요한 점은 먼저 엄마와 아이에게 맞는 방법을 찾아야 한다는 것이다. 만약 엄마가 하루 종일 직장에 나가 있어야 하고 아이가 어리다면 육아 도우미, 즉 보모를 부르는 것이 좋다. 출장 보모는 엄마가 집을 떠나 있는 동안 오로지 아이에게 집중해 돌보아 주기 때문에 아이가 낯선 환경으로 인해 정서적인 충격을 받을 염려가 없고, 엄마의 바람대로 아이를 돌보도록 요구할 수도 있다. 다만 출장 보모는 비용이 비싸기 때문에 경제적 여건이 맞지 않으면 엄두를 내기 어려울 것이다. 이럴 때는 자신의 집에서 보육을 하는 도우미를 찾아도 좋다. 대규모 아파트 단지라면 아이가 좋아 보육 아르바이트를 하는 40대 주부들을 심심치 않게 만날 수 있어서 적은 비용으로 보모 양육을 할 수 있다.

보모 육아에서 가장 중요한 것은 보모의 인품이다. 엄마와 아기, 보모 등 세 사람의 궁합이 동시에 맞지 않으면(특히 보모의 양육 방식이 마음에 들지 않으면) 보모 육아는 다른 방법보다 더 쉽게 암초에 부딪힌다. 마음에 들지 않는다고 자꾸 바꾸다 보면 아이에게 혼란과 불안을 주기 때문에 엄마는 보모 선정 때부터 신중해야 할 것이다. 믿을 만한 소개소를 통해 신원 확인 절차를 거쳐 선정하되(반드시 주민등록등본 등의 서류를 받아둔다), 면접 비용을 많이 치르더라도 철저히 사전 인터뷰를 한다. 사람 됨됨이는 겪어봐야 안다지만 인터뷰를 충실히 하면 대략 보모의 인품을 짐작할 수 있다.

보모를 선정한 뒤엔 관계 유지를 잘해야 한다. 피고용인이라고 해도 보모는 내 아이를 돌보아 주는 사람이기 때문에 친구처럼 인간적인 관계를 맺는 것이 여러 모로 부드럽다. 물론 보육비 주는 날과 귀가 시간 등 약속을 철저히 기키는 것은 기본이다. 사람 사는 게 본래 단 1분도 내다볼 수 없는 법이어서 관계가 좋고 나의 책임을 다해야 만약의 경우 양해와 도움을 구할 수 있게 된다. 단, 내가 보모에게 요구할 것은 처음부터 분명히 밝혀야 한다. 아예 서면으로 조목조목 정리해서 주면 더 좋다. 처음에 원칙을 세워야 나중에 정이 들어 차마 못하는 요구도 수월하게 할 수 있고, 보모 역시 일관된 규칙 아래 일하는 것이 편하다.

만약 보모가 처음의 계약 원칙을 지키지 않을 때는 정에 연연해하지 말고 단계를 거쳐 시정을 요구하되, 개선되지 않을 때는 과감히 이별해야 한다. 사람에게 싫은 소리 하는 것이 쉬운 일은 아니지만 아이 문제만큼은 단호하게 대처하는 것이 엄마나 보모 모두에게 좋다. 이는 아이에게 소홀하거나 학대하는 것이 의심될 때도 마찬가지다. 보모와 인간적으로 잘 통한다고 마냥 방치하지 말고, 조금 미안한 생각이 들어도 아이를 인계받은 뒤엔 늘 아이의 상태를 점검하고 석연치 않을 때는 교체하는 편이 낫다.


### 보육 기관은 입소문 난 곳이 좋은 곳이다

초보 엄마의 막연한 기대와 달리 놀이방이나 어린이집은 아무나 갈 수 없는 곳이다. 최소한 용변을 가릴 수 있는 아이, 부모와 떨어질 준비가 된 아이라야 받아주기 때문이다. 간혹 말썽꾸러기들은 퇴출을 당하기도 한다. 나는 아이가 만 두 돌이 지나면서 직장에 복귀했는데, 아이가 하루 종일 보모와 지내면 너무 심심할 듯하여 서너 시간 정도는 놀이방에 의탁하길 원했다. 그런데 아이를 잘 돌보기로 이름 난 놀이방은 기준이 꽤 까다롭다는 사실을 알고 내심 놀랐다. 판매자가 소비자를 고르는 격이니 너무 오만한 거 아닌가 싶었지만, 시간이 지난 뒤 그 역시 아이들을 잘 돌보기 위한 방편임을 이해하게 되었다.

사실 놀이방(가정 어린이집)이나 어린이집은 원장이 기본 원칙만 지키면 아동의 모집 기준을 임의로 정할 수 있다. 원칙적으로는 놀이방이나 어린이집 모두 영아반을 따로 구성할 수 있지만, 보통은 우리 나이로 세 살(만 2세) 이상의 아이들을 대상으로 운영한다. 이는 두 돌이 안 된 영아들을 돌볼 경우 시설비나 수고가 많이 들 뿐 아니라 아이 5명당 전담 보육 교사를 1명 이상 두어야 하기 때문이다. 반면 만 3세 이상의 아이들을 받을 경우 20명 당 1명의 보육 교사만 두면 된다. 다양한 연령대의 아이를 제한 없이 받으면 정족수에 모자라도 교사의 수는 유지해야 하기 때문에 원장 입장에서는 별로 효율적인 운영이 되지 않는 것이다.

물론 편법으로 어린 연령의 아이 한둘을 받아주는 곳도 있다. 어떤 경우는 부모가 사정해서, 또 어떤 경우는 상대적으로 보육비가 비싼 영아를 받음으로써 경제적인 이득을 보려고도 한다. 하지만 엄마 입장에서 보면 아이가 큰 아이들에게 치이지 않고 양질의 보육 서비스를 받을 수 있도록 비슷한 연령대의 모집 기준을 찾는 것이 현명하다. 즉, 주변의 놀이방이 대부분 3세를 기준으로 모집하고 있다면 아이가 3세가 될 때까지 기다리는 것이 아이를 위해서도 좋다는 것이다.

놀이방이나 어린이집에 보낼 때는 확인해야 할 것도 많다. 정식으로 허가를 받은 원장이 운영하는지(유아교육 전공자나 적어도 6개월 이상의 정부 주최 보육 프로그램을 이수한 사람), 안전시설은 잘 갖추고 있는지, 규모는 적당한지(아이 1명 당 1.1평 이상의 공간을 확보해야 하므로 아이들 수와 평형을 비교해 본다), 교육 프로그램은 제대로 실행되고 있는지, 식단과 위생 상태는 좋은지 등을 꼼꼼히 살핀다. 의외로 많은 부모들이 놀이방이나 어린이집을 단 한 번 대충 둘러보고 결정하는데, 놀이방 개원 시각과 점심시간, 수업 시간 등 세 번 정도는 들러서 확인을 해야 한다.

가능하다면 놀이방에 대한 이웃들의 평가도 수소문해 본다. 놀이방이나 어린이집은 특히 입소문이 좋은 곳이 실제로도 좋다. 가끔은 원장이나 교사와 사이가 나쁜 엄마들이 악의적인 소문을 퍼뜨리기도 하지만, 사람들의 의견이 분분한 곳에는 문제가 있게 마련이다.


### 남의 손에 맡길 때 꼭 지켜야 할 원칙들

꼼꼼하게 살피고 준비해도 남의 손에 아이를 맡기는 것은 여전히 어렵고 불안한 일이다. 하지만 걱정 근심에 쏟는 에너지를 '관리' 하는

데 기울이면 엄마 손 못지않은 보육 효과를 누릴 수 있다. 처음 아이를 남의 손에 맡기는 엄마가 꼭 알아두어야 할 몇 가지 원칙과 요령을 정리해 보자.

먼저 엄마는 대리 양육에 대한 죄책감이나 콤플렉스를 버려야 한다. 맞벌이 엄마는 자신의 손으로 직접 밥을 먹이고 놀아주지 못하는 것을 미안해하는데, 육아란 단지 엄마 개인의 책임만은 아니며 위탁 보육을 한다고 해서 아이에게 문제가 생기는 것도 아니다. 이스라엘의 생활 공동체인 키부츠에서 위탁 보육을 받은 아이와 미국의 가정에서 자란 아이를 비교 연구한 보고서를 보면 두 지역의 아이들 모두 애착 행동에는 차이가 없는 것으로 나온다. 위탁일지라도 제대로 된 보육 서비스만 받는다면 아이는 건강하게 잘 자란다는 것이다.

둘째, 보모나 보육 기관을 신중하게 고르고 항상 관심을 두고 점검해야 한다. 처음의 걱정과는 달리 엄마는 시간이 지날수록 관리에 게을러지기 쉬운데, 엄마가 관심을 두고 꼼꼼히 점검하는 모습을 보여야 보모나 보육 기관 모두 제 역할을 다하는 법이다. 지인 중에 놀이방을 운영하는 이가 있는데, 그는 오히려 부모들이 대부분 무관심해서 남다른 성의를 보여도 티가 나지 않아 서운할 때가 많다고 이야기했다. 놀이방의 경우 아이가 매일 어떤 음식을 먹고 어떤 놀이를 했는지 점검하고 주간 계획표는 꼭 받아둔다. 보모에게는 아이의 일과표를 작성해 달라고 해도 좋겠다. 또 보모나 보육 교사와 친해지려고 노력하고 가끔은 작은 선물을 보내 엄마가 항상 관심을 두고 있음을 우회적으로 표현한다.

셋째는 엄마 자신의 노력이다. 집에서 아이를 하루 종일 돌본다고 아이와의 애착 관계가 깊어지거나 교육적으로 효과적인 것은 아니지만, 짧은 시간이라도 밀도 있게 스킨십을 나누는 노력은 반드시 필요하다. 특히 맞벌이 엄마는 퇴근 후 피로하기 때문에 아이와의 시간을 허송하는 경우가 많은데, 남의 손에 맡기는 걸 걱정하면서 정작 엄마 노릇을 할 시간은 흘려버린다면 얼마나 역설적인 일인가. 스킨십이 부족하다 싶을 땐 아이와 함께 피부를 맞대고 욕조 목욕을 즐기고, 매일 잠자리에서 그림책을 읽어주며, 10분만이라도 아이와 눈을 맞추고 이야기를 나누도록 하자. 1시간의 노력만으로도 아이는 엄마의 사랑을 지지삼아 무탈하게 자란다.

마지막으로 당부할 것은 '여유' 다. 여러 모로 엄마 마음을 아프고 불안하게 만드는 첫아이를 남의 손에 맡길 때는 정말이지 큰 배포가 필요하다. 독일의 교육학자 페터 에라트는 맞벌이 엄마가 일과 육아에 모두 성공하려면 적응을 기다리는 여유를 가져야 한다고 강조했다. 아이는 물론 엄마도 남의 손에 적응할 시간이 필요한 만큼 처음엔 다소 힘들더라도 아이와 엄마 자신을 믿고 기다리자. 준비와 점검 잘하고 아이를 향한 관심만 유지한다면 남의 손에 맡기는 것도 좋은 육아 방법이다.

# 힘들어도
# 복딱거림 때가 좋은 때다

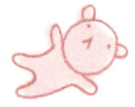 언젠가 지인과의 약속 때문에 지하철을 탔을 때의 일이다. 나는 맞은편에 앉은 젊은 엄마와 갓난아기, 그리고 서너 살쯤 되어 보이는 사내아이를 쳐다보면서 약속 장소를 향해 달려가는 지하철에 몸을 맡기고 있었다. 내가 탄 칸은 승객이 열 명 남짓밖에 되지 않아 매우 조용했는데 젊은 엄마의 목소리만 쩌렁쩌렁 울려댔다.

"가만히 좀 있으라고 그랬지!"

엄마는 아들 진정시키랴, 팔에 안은 갓난아기 살피랴 정신이 없어 보였다. 엄마의 만류에도 불구하고 사내아이는 자꾸만 의자 위에 올라가 손잡이를 잡으려고 버둥거렸다. 하지만 사내아이가 잡기에는 손잡이가 너무 높은 곳에 있었다. 지하철 안을 소란스럽게 만들던 세 모자

는 10분쯤 지나자 목적지에 다다른 듯 황급히 자리에서 일어나 사라졌
다. 그때 내 옆에 앉아 있던 한 나이든 아주머니가 이렇게 말했다.

"저때는 저게 행복인 줄 모르지."

내가 고개를 돌려 아주머니를 쳐다보자 그녀는 멋쩍은 듯 웃으며 말
을 이었다.

"세월 지나고 나면 애들 하고 복딱거릴 때가 좋은 때란 걸 알게 돼."


### 아이가 엄마를 필요로 할 때가 좋은 때다

어느새 엄마와 키가 똑같아진 딸을 두고 보니, 가끔은 지하철에서
만났던 그 아주머니의 말이 생각나곤 한다. 그래, 지금 생각해 보면 나
에게 끝없는 헌신을 요구하던 갓난아기 때, 아니 서너 살 무렵도 꽤 행
복했던 것 같다. 갓난아기 때는 중간에 깨지 않고 '올 나이트' 자는 게
소원이었고, 돌이 지나면서는 몇 번의 병치레에 초죽음이 되어버렸으
며, 서너 살 무렵에는 놀이방에 적응을 하지 못해 매일 안 가겠다고 버
티는 아이를 강제로 끌고 가느라 죽을 지경이었는데, 그래도 그때가
행복했던 것 같다.

물론 지금도 행복하다. 조금만 제 성질에 어긋나면 반항아로 돌변하
는 아이의 비위를 맞추는 일이나, 밤 9시에 학원 앞에 자동차를 대고
불법 주차 단속 카메라에 찍히지 않을까 눈치 보며 기다리는 일이나,
아이가 친구들과 어떤 문자 메시지를 주고받는지 알아보기 위해 핸드

폰을 흘끔거리는 일이나, 몇 달 전에 한 말을 기억하고 따져 묻는 아이에게 구차한 변명을 하다 벌컥 화를 내는 일이나, 아이의 장래를 위해 지금 어떤 역할을 해야 하는지 고민하는 일이 가슴을 천근만근 찍어 누르지만 그래도 행복하다.

"때가 되면 애들은 다 떠나. 떠나게 돼 있어. 하지만 젊을 땐 그걸 모르지. 엄마는 아이에게 필요한 때가 행복한 거야. 애들 커 봐. 엄마가 해줄 게 없어. 해주고 싶어도 애들이 싫어해. 그때는 그저 할머니 노릇이나 해야지. 그런데 할머니보다는 엄마 노릇할 때가 좋아. 길어 봐야 30년인데 그 30년이 참 빨리도 지나가."

다른 사람보다 나이를 두세 배쯤 빨리 먹는 조로증이라도 걸린 것일까? 지하철에서 만났던 아주머니의 철학자 같은 그 말은 생생하게 살아나다 못해 가슴을 쾅쾅 때린다. 여전히 엄마 노릇하는 것은 힘들고 벅차지만 나는 어렴풋이 행복한 날들이 벌써 꽤 많이 지나갔다는 걸 느낀다. 뽀뽀 좀 하자고 애걸하면 저만치 달아나는 아이를 보면서 이렇게 조금씩 떠나는 것인가 쓸쓸한 생각까지 든다.


### 아이는 엄마에게 참 많은 것을 주는 존재

사람들은 말한다. 부모의 사랑은 아가페 사랑이고 자식의 사랑은 필리아라고, 자식이 부모 목에 칼을 겨눠도 부모는 자식을 사랑한다고, 특히 어머니의 사랑은 끝이 없다고. 그래서 사랑은 내리 사랑이고, 부모의 사랑은 짝사랑이라고….

하지만 아이를 키우면서 나는 그 말이 꼭 옳은 것만은 아니라는 사실을 알게 되었다. 나는 부모 자식 관계야말로 경제의 법칙이 적용되는 가장 합리적인 관계라고 생각한다. 부모와 자식 간에는 반드시 주는 만큼 받고 받는 만큼 주는 피드백 구조가 성립된다. 하지만 그 외의 사람들과는 그렇지 않다. 늘 모자라거나 넘치거나 해서 나를 고민에 빠트린다. 모자라거나 넘치는 것이 적당하면 그래도 괜찮다. 어떤 사람과는 마치 사기를 당한 듯 정성과 마음을 도둑질해 가서 관계 자체를 무너뜨려 버린다. 난데없이 웬 궤변이냐고?

곰곰 생각해 보면 아이는 항상 엄마의 헌신에 대한 보답을 하고 있음을 알게 될 것이다. 밤잠을 설치며 젖을 먹인 뒤 '올 나이트' 자는 게 소원인 엄마를 향해 아이는 백만 불짜리 미소를 지어 보임으로써 엄마의 피로를 단숨에 날려 버린다. 또 얼굴이 누렇게 뜰 정도로 앓는 아이를 간호하느라 더 누렇게 변한 엄마의 얼굴에 조그만 입술로 뽀뽀함으로써 그간의 고생을 스르르 녹여버린다. 그뿐인가. 어느 날 갑자기 말문을 틔우며 "엄마!" 하고 불러서 기절초풍을 할 정도 기쁜 순간을 선물하기도 한다.

나는 가끔 10여 년 전에 촬영해 둔 아이의 비디오테이프를 돌려 보곤 하는데, 그때마다 민주주의를 향한 목마름보다 더 타는 목마름을 느끼곤 한다. 종달새처럼 지저귀는 아이의 목소리, 나의 목을 꼭 끌어안을 때 가슴에 닿는 부드러운 살의 감촉, 젖을 먹이고 난 뒤 아이의 입에서 풍겨 나오던 달큰한 냄새, 동네 슈퍼를 가는 길에 내 손을 꼭 쥐던 고사리 같은 아이의 손가락, 하나님의 말씀이라도 듣는 양 반짝반짝 빛을 발하며 나를 쳐다보던 눈, 박수를 짝짝 치며 뽀뽀뽀를 부르던 작은 입까지 그저 추억하는 것만으로도 가슴이 느껍다. 그리고 그 느낌이 간절히, 정말 간절히 그립다.

### 지금의 행복을 즐길 줄 알아야 성공한다

흔히 자식 농사는 30년이 걸리는 일이라고들 한다. 어떤 이는 결혼한 뒤의 애프터서비스까지 친다면 평생 걸리는 일이라고도 한다. 육상 경기로 보면 죽음의 마라톤처럼 길게 느껴지는 여정이다. 그 긴 여정을 밟는 동안 엄마인 우리는 아이와 함께 심장을 압박해 오는 스트레스와 피로를 경험하며 달릴 것이다. 한여름 뙤약볕처럼 지치게 만드는 온갖 장애물을 만나고, 아이를 위협하는 잡초를 뽑느라 허리가 휠지도 모른다.

아무리 아니라고 부정해도 자식 농사를 잘 지었는지의 여부는 자식의 출세 성적표로 가늠하는 것이 인지상정이다. 그러니 이왕이면 다홍치마고 다다익선이고 금상첨화라고, 아이가 남보다 건강하고 똑똑하고 착하게 자라길 바라면서, 그에 더해 학교에서 상위권을 유지하고 좋은 대학에 가고 돈 많이 주는 직장에 취직하고 남부럽지 않은 배우자를 만나 잘 살기까지 바라면서, 아니 그렇게 자랄 것이라 믿으면서 그 험난한 여정을 감내하며 달릴 것이다.

하지만 나는 후배 엄마들에게, 그리고 내 자신에게 말하고 싶다. 진정으로 자식 농사를 잘 지으려면 바로 지금 우리에게 주어진 행복을 즐길 수 있어야 한다고. 우리는 우리가 짓는 자식 농사의 끝이 어떤 모습을 하게 될지, 어떤 열매를 거두게 될지 알지 못하지만 적어도 지금 아이가 우리에게 주는 행복을 감사하며 느낄 수 있어야 긴 여정을 지치지 않고 달릴 수 있을 것이라고. 어쩌면 자식 농사를 통해 얻는 열매란 지금 아이와 함께 나누는 삶 자체인지도 모른다고….

마지막으로 지하철 아주머니가 짧은 만남을 뒤로 하며 건넸던 충고를 소개한다.

"애가 초등학생이라고? 아직도 많이 남았네. 나는 젊은 엄마만 보면 부러워. 얼마나 좋아? 애가 품에 있는데. 고생스러워도 지금이 행복한 때다 생각하고 잘 키워. 자식이 효도하는 건 다 큰 다음이 아니고 품안에 있을 때야."